学校、生徒、教師のための

町沢静夫

不登校
ひきこもり
家庭内暴力
学級崩壊

心の健康ひろば

駿河台出版社

目次

はじめに

現在、校内暴力、いじめは中学校を中心としてきわめて多い。平成13年度のいじめの問題が文部科学省の調べで明らかになっている。これは公立学校のみの調査であるが、いじめの発生率は小学校で14・1%、中学校で42・9%、高等学校では27・3%となっており、やはり中学生が圧倒的に多い。

青少年たちは高等学校を出るまでに、少なくとも60%のいじめを受けていることがわかっている。このような国が諸外国にあるだろうか。半分以上の人たちがいじめを受けるという学校体制は深刻に受け止めなければならない。

いじめから不登校、不登校から家庭内暴力、家庭内暴力からひきこもりといった流れがあるだけに、まずいじめにどう対応するかが子どもたちの学校生活の充実に欠かせないことだと思う。

アメリカでも、青少年の問題が大きな話題になっているが、彼らによるとその主たる原因は利己主義であると言われている。個人主義が利己主義となり、人間と人間を結ぶ健全な個人主義ではなく、自己中心の個人主義となっているのがさまざまな問題を生んでいるのではないか、とアメリカの研究者は考えているのである。それは、子どもよりも親の自己中心性がまずあって、それが子どもにすり込まれていくと考えられる。

このような考えは、当然日本にもそのまま当てはまるものである。戦後日本がアメリカからもらった個人主義、自由というものの受け止め方が大きな問題となっているのである。個人主義は利己主義、自由は放縦へと向かったために倫理観が失われ、親自身も利己主義、そして放縦になっているだけに、しつけの能力が著しく低下している。

私は現在の学校教育の立て直しとして、学校の先生や精神科医、あるいは臨床心理士、さらに養護の先生を含めた相談部会というものを作るべきだと思っている。

私は二つの公立学校の相談部会に準備段階から関わっているが、いつも問題があった時には相談部会に呼ばれ、助言を求められている。そこでは、問題が起こったクラスの担任の先生が一人で悩むのではなく、その問題点をまとめ、定期的に選ばれた委員と関心のある先生方など、12、3人が集まって議論するのである。

担任の先生だけに不登校やいじめ、暴力の責任を問わないこと、そのことによって学校の先生は大いに楽になるはずである。そして冷静な目で、自分のクラスで起こった問題を議論することができるのである。そしてその問題のポイントを精神科医が指摘し、養護の先生や他の先生と議論することになる。

このような相談部会を作ることで、先生一人一人の負担を軽くすることができる。そしてまた、いじめや校内暴力、あるいは問題行動にどう対応したらいいのかという議論の積み重ねは、先生方の視野を広げ、問題解決能力の力量を上げていくものである。私はぜひ、このような相談部会を各学校に設けて欲しいと思っている。

第一部　学校保健の広場

1・親と子の家族倫理、共同体倫理の消失

昨今、我々はいろいろな青少年を街でみかけても、彼らが大人になっていないにもかかわらず煙草を吸ったり、あるいはまたナイフをちらつかせていたりしても注意をするのは容易なことではない。昔はこのような青少年を、自分の社会に適応させるために注意をするのは容易であった。しかし私でも駅であれ、街路地であれ、公園であれ、煙草を吸っていたり、喧嘩をしていたりする青少年を、自分個人で取り押さえることはとても難しいものと感じている。やはり今の青少年は、大人というものに権威を認めないので、私も単なる一人の人間でしかなく、彼らと同じということになれば、注意することによってどんなことが起こるかと不安になってしまうのは当然だと思う。

また、小さな子どもでも、電車や飛行機の中で騒いだり、泣き叫んでいたりする姿をよくみかけるものである。もちろんそこには親もいる。しかし親はなかなか騒ぐ子どもを止めることができないのが昨今の現状である。私なども、このように親がちゃんとしつけていないということに対して「その場で子どもを静かにさせることが重要ですよ」と言って

あげたいのだが、やはり言うのは憚《はばか》られるものである。昔であれば、当然誰かがそのように指摘したと思う。また、今でも外国に行けば、親がちゃんとしつけていないため子どもがうるさいとなれば「周りの人みんなに迷惑をかけるでしょう」と他人が注意することはよくあることであり、子どもたちに「さあ、静かにしなさい」と直接叱る姿もよくみるものである。しかし、日本ではこのようなことすらできにくい社会になってしまっている。つまり日本という個人主義が充分に発達していない国で、あたかも個人主義が発達しているかのように、人の世界に干渉しないという価値観が一般的になってしまったと考えられる。

この場合、個人主義というのではなく利己主義とすべきである。しかし私一人ではどうにもならないものである。公共性を考えて、その子どもたちに叱れる習慣が出来上がらなければ、やはり単独で注意するとその親と直接ぶつかってしまうものである。「人の子どもを勝手に叱らないで下さい。失礼ですよ」などという、親同士の喧嘩になってしまうことが多いものであろう。私たちはそうなることを怯《おび》えて注意をしないのである。しかしこれは子どものしつけ、社会の中の子どもという観点が欠落しているものであり、私たちは道徳的にある意味で堕落したといってもよいものである。

私がちゃんと青少年に叱ることができたのは、オウムの事件の初期の頃であった。その頃、私が住んでいたマンションには、当時サンデー毎日の牧太郎氏がマンションの奥の方に住んでおり、牧氏がサンデー毎日の中で反オウムのキャンペーンを行っていたのであった。そのためオウムは牧氏に反撃を試みようとしていた。いや、反撃などというものではなく、実際には「まず最初に殺すのは牧太郎である」と麻原は考えていたのである。私は当時、オウムの残虐性というものを全く知らなかった。まず彼らはマンションの前にやってきて「牧太郎、出てこい！」「宗教弾圧をするな！」と、マイクを使って連日叫んでいたのである。時には象のような格好の、白い装束を着てやってきていたので、彼らは不気味な印象を与えていた。また駅からマンションまでの電柱に、「反サンデー毎日キャンペーン」を書いたビラが点々と貼ってあった。そこで初めて私は牧太郎氏がサンデー毎日の編集長で、私と同じマンションの奥の方に住んでいる人であることを知ったのであった。しかし牧太郎氏はその後脳卒中で倒れ、東京専売病院の内科に入院していたので、実際、彼はマンションにはいなかったのである。この病院の心療内科に、私は偶然勤務していた。しかし、この騒ぎの初期の頃には、牧氏は私たちのマンションの一軒一軒を回り、迷惑をかけていることを謝っていたものであった。牧氏の入院後も、それを知らないオウムの人たちは毎日マイクで彼の批判をくり返していた。牧氏のマンションは奥の方だったので、その声は聞こえるものではなかった。しかし、私は一番玄関に近いマンションに住んでいたので、そのマイクの声が一日中聞こえ、私は全く仕事ができず困ってしまっていた。そこで私は「これは公共の福祉に反する」と称して、彼らを叱ってやろうと思い、外に出ていったものであった。そしてオウムの人たちに「君たちは何でこんなことをしているんだ」と聞くと「牧太郎氏が不当なことをしているので弾劾しようと思っているのです」「そんなことをしたければ裁判というものが現代社会にはあるじゃないか。なぜ裁判にしないのか」「それはそうなんですけど」「それはそうなんですけど、というレベルではなく、そうしなければ私たちは関係がないのに君らの叫び声で何も仕事ができないんだぞ。公共の福祉に反するんだよ。そもそも君はオウムの人間か？」「いえ、違います」「オウムの人間でもないのに、なんで反牧太郎キャンペーンをするんだ。君らはオウムの人間なんだろ」「いえ、アルバイトでやっています」と言うのであった。私は呆れてしまい「アルバイトなどで、こんな大事なところに出てくるわけはない。しかも君たちはこの街にとって迷惑きわまりないのであって、公共の福祉に反するという意味では君らが罰せられるんだ」と言い、思わず彼らの頭に軽く手を当てて叱ったものであった。そうすると彼らはさっさと逃げて行ってしまった。実に気の弱い人間だなと思っていたものであった。しかしその後のオウムの動きというのはきわめて残酷であり、私はよくその時彼らを叱りつけたりなどしたものだと思う。

私はこの時、このように他の住民のことも考え、また自分も害を受けたので彼らを叱った。しかし私と関係なかったとしたら、私は怒ったであろうか。つまり彼らの叫びが聞こえないところにいたとしたら、私はどうしたであろうか。考えるに、私自身、無関心で通り過ぎたかもしれない。とすると、私自身、共同体の中の一人としての責任において、人を叱ることのできない人間であると認めざるを得ないことになる。私自身、共同体の中の一人であるという意識が希薄であるということを告白せざるを得ないのである。

このように、今の日本人は社会の中の一人であることを意識することが希薄になっている。そしてさらに、家族の一員であるということも希薄になっているのである。かくて家庭の中の子どもたちは、親のしつけがないまま自由奔放に、大人を無視した行動に出てしまうことが多いものである。親の方でも子どもを叱ることが、何か後ろめたいものを感じるのである。そのためにかえって子どもたちはわがまま放題な世界に容易に入ってしまうのである。子どもの自由を尊重すると言って、子どもを叱れないのである。

先日も15、6才の男女が「どこか遠くへ行きたかった」という理由で、そのためのお金を得るためにタクシーの運転手を殺してしまったという事件が起きた。この場合も「どこか遠くへ行きたい」ということ、それは家族から逃げたい、そして共同体から逃げたいということを露骨に表しているものであった。逃げていく先というものは、どんなところを目指していたのか、恐らく彼らとてわかっていなかったに違いない。ともかく逃げたかったのであろう。漠然とその逃げる先には理想郷があると思っていたのかもしれない。このようにこの事件は家族、共同体というものを全く無視しているのである。

彼らはきわめて幼く、それでいてあのような残酷な事件を起こすことに、私も驚かざるをえないものである。殺すということは、もはやかつてのように大変な出来事ではなくなってしまったのだと思うと、私自身も恐ろしくなるものである。殺すということは、木を倒すことと同じくらいの意味しかないのかもしれない。

ところで彼らは自分の住んでいる家、そして共同体から逃げたかったのであろう。どこか遠くへ、彼らの理想郷を漠然と描いていたのであろう。しかし竜宮城はありはしない。社会から完全に離れることは人間であるかぎりできはしない。また家族からも同様に当然離れることはできない。これは未成年としての、人間の宿命としか言えないものである。しかし彼らはその不可能なことにあえて挑戦するのである。

思えば彼らの行動こそ、日本の戦後の価値観の流れのような気がする。戦前の家制度から自由になろう、戦前の共同体の厳しい目から自由になろう、いわんや国の縛り付けから自由になろう、ということは、戦後の私たちの心の底流に流れている傾向であろう。民主主義と呼ばれているが、それは日本人にとっては利己主義となって捉えられている。自由というのは放縦となり、責任感が欠如している。人権とは共感性なき利己主義となっている。戦前の軍国主義、家制度、儒教、武士道では、今から見ると個人の自由をあまりにも押さえつけている。しかしそこには正義と社会倫理、あるいは家族倫理が厳としてあったはずである。私たちは戦前と戦後の価値観の統合に失敗しているのである。戦後は戦前のアンチテーゼになるばかりであり、価値観が単に逆転しただけなのである。したがって先ほど述べた事件も、彼らは社会や家、全ての拘束から逃れようとし、どこにあるかわからない理想郷を求めたのである。しかし家族なき人間はあり得ない。社会なき人間もあり得ない。青い鳥はやはり私たちの身近なところにしか見つからないものである。

戦後の日本の倫理観は戦前の反動ばかりであり、今の社会の中で生きるに足る妥当な倫理の形成に失敗している。そのために家庭には住めない、社会には住めないという状況に青少年は追い立てられているのである。青少年の虚無感は深い。ともかく今の場から逃げたいということが青少年犯罪にも通ずるものである。

このような事件が現在の青少年の典型的な心理を表しており、と同時に日本の矛盾をよく表している。家族倫理を失い、社会倫理を失っている今の日本の状況がよくわかるものである。私が社会の中で公共の福祉に反するような行動を起こしている青少年や子どもたちを叱れないのも、そこには社会を守る大人という意識が希薄になっていることの現れである。このような日本になったということは、すでに述べたように戦前の反動であり、全ての規範から自由になりたいという個人主義は、日本人にとっては放縦でしかないことを露骨に表しているものである。それによって社会の枠組み、家庭の枠組みが壊れつつあるのである。全てから自由になりたいということは、家族の結びつきからも自由になりたいということであり、家族の枠組みが簡単に破壊されてしまうのである。家庭内暴力も、まさにそれは家族倫理の欠如であり、家族倫理の破壊であり、ただ親は驚いて子どもの暴力を見るばかりとなっている。

学校のクラス破壊、あるいは学校崩壊も学校という小さな社会の倫理が希薄になっており、そのことによって先生と生徒の差が等身大となってしまい、生徒達は簡単に先生を批判し、暴力すら振るう。いや、暴力どころか殺人すら起きるのである。

親は、特に父親は戦前のカミナリ親父からきわめて物わかりのいい父親、いやそれどころか全く子どものしつけや教育に参加しない、姿を消してしまった父親が一般的である。彼らは叱るほどの自信もないのである。戦前の価値観の反動で、彼らは自分を平等と自由という名の下に叱ることができないのである。このような平等は本当の平等ではない。子どもは働くわけでもなく、税金を納めるわけでもなく、ただただ親に小遣いをもらい、洋服を買ってもらい、食事を与えられ、という親に依存した存在であってみれば、親が子どもに対して優位に立つのは当然であり、子どものしつけや教育を堂々と行うのが理の当然ではあるが、戦後の親たちは子どもに対しても平等という名を借りて、叱ることのできない自分の自信のなさを隠しているのである。

ある時、私の病院に入院していた18才の女性が万引きをして警察に捕まり、病院に戻されてきた。母親もついてきた。私は彼女に「なぜ万引きをするんだ？　君が万引きをしたことによって、そこで働いていた人が店の主人に叱られ、もしリストラにあったとしたらどうする？　君の遊び半分の、あるいはスリルを味わうための万引きによって、一人の人生が大きく人生を失う方へ展開したとしたら、君は責任が取れるのか？」と言うと、彼女は申し訳なさそうな顔をして「すみません」と素直に謝っていた。「では、今日は外泊は中止だ。病院にいなさい」と私は言い、そして彼女とその母親が診察室を出ていく時、母親が「たかが万引きなのにね」と言うのが聞こえた。私は実に腹が立ったものである。たかが万引きでも、それが社会的に許されないものであるという認識が親にすらないとしたら、子どもが簡単に万引きするのは理の当然である。親がこの調子であるから、子どもの倫理観が成立しないのだということをまざまざと見せつけられたものであった。

ある25才の女性は結婚し、結婚生活が始まったのであるが、母親は自分の娘が家事ができないことをよく知っており、毎日車で彼女の家に通い、掃除、洗濯、そして食事を作って夕方帰っていくのであった。「なぜそんなことをするのですか？」と母親に聞くと「うちの子はわがままに育てたものですから仕方ないんですよね」と苦笑いしながら答えるのだった。いかにわがままに育てようと、今からでも遅くはないのであり、主婦としての仕事を教えるのが母親の倫理だと思われるが、母親は子どもを叱るのを怯えているとしか思えないのである。また叱ることによって、子どもが反抗するのではないかと考えているようでもあった。このように結婚しても、結婚生活になっていない子どもを抱えている母親の心の内、そしてまた子どもの心の内を考えると、いかにも情けない、倫理なき社会をこの二人は生きているのである。

子どもを大事にしようということは、何も叱らないでおこうということではない。ちゃんとしつけ、自立を獲得するのが本当の愛情であり、母親の義務である。そのことを忘れ、叱らない方が子どもに愛情を与えることだと考えるのは、全く基本的なところで間違っているものである。

2・学校保健の広場

精神障害者と犯罪また少年犯罪

精神障害と犯罪のテーマを論ずると必ず日本で問題となるのは「精神障害者と犯罪を結びつけるものではない、精神障害者に対する偏見を持っている。」という批判が人権派と称される人たちからしきりにくるものである。あるいは患者の家族会から批判されることも多い。しかしもうそれは止めようではないか、と私は言いたい。本当は精神障害者はどれぐらい犯罪者の中にいるのか、どの病気がいちばん多いのかを明確にしなければ、真の犯罪に対する対応ができなくなると思われるのである。このような日本の隠す人権というものはどれだけ日本の精神障害や犯罪の研究を遅らせ、その対応策を遅らせてきたかを彼らは知らなければいけないと思う。もちろん自分の子供が精神障害者ということになれば、犯罪と結びつけられればいやに違いない。当然私もその気持ちはわかる。しかし、事実を尊重することがなければ、私たちは何も進歩しないということも十分に理解していただきたいと思う。某局でもＡＤＨＤという注意欠陥／多動性障害という特集をやったところ、家族からの批判で、ＡＤＨＤの放映は止めてしまったものであった。このことについても、今現在ＡＤＨＤは極めて重要な問題であり、その放映をなくしてしまうことがどれだけＡＤＨＤの理解をおとしめているかを一体彼らはわかっているのであろうか。ＡＤＨＤは日本の教育現場で今大きな問題であり、その対応策も十分にできていないまま、各教師や養護教諭たちはおろおろしているばかりである。ＡＤＨＤの場合には精神発達遅滞とも異なり、知的にはけっして劣っているわけではない。しかし、極めて多動で集中力がなく、衝動的ということになると、精神発達遅滞の特別なクラスに入れることは危険である。現に私が今見ているＡＤＨＤの中学生は彼が学校に来ると、教室の脇にはそのクラスのお母さんたちが壁に沿ってならび、自分の子供を守ろうとしているのである。彼は誰彼かまわず、喧嘩をふっかけ暴力を振るうのみならず、いろんなものをとってしまい、そしてまた授業中もじっとしていられず、グランドにでてしまう有様である。この子一人を対応しようとすると、先生は他の子を無視しなければならず、授業にならなくなってしまうのである。学校側は彼を登校しなくてもいいと、自宅学習を命じたのであるが、自宅学習といっても要は彼は自宅周辺をぶらぶらし、コンビニで仲間と出会えばまた暴力でいじめが起こってしまうのである。このため、私のところにきて、治療をしてほしいということになったが、少なくとも外来にちゃんと通うことはないし、両親もそれをやっていたら、自分たちの仕事はできないということで、入院をさせなければならなかった。入院すると、友達が一度面会に来たとき、彼らが帰った時に「俺もだせ」ということで病院のドアを蹴り、危うく壊れそうになった酷《むご》さはあった。しかし、その後親の面接だけを許可し、友達の面会は拒否することにした。その後落ち着き、私との話でも「早く退院させてほしい。早く自由にさせてほしい。」と強く訴えていた。彼の目には、暴力をしかけてくるニュアンスはあまり感じなくなってきた。薬は通常はリタリンを使うものであるが、このリタリンはいわば中枢興奮剤であり、つまり覚醒剤であり、そのことを知るとかえって、その薬を集めて覚醒剤として患者さんが使用することがよくあるので、リタリンは使いたくはない。リタリンはアメリカがいうほども効果があるものではない。アメリカでは4／5の割合でリタリンがADHDに効果があると報告されているが、私の20人のADHDの患者の治療経験では、リタリンで効果があったのは4／30である。となると、リタリンを無理に使うこともないではないかということになる。しかしなぜアメリカでは4／5も効果があるとなり、日本では私のデータでは4／30なのであろうか。この違いの研究もちゃんとしておかなければいけないと思う。私は彼にはハロペリドールという抗精神病薬を使用し、カルバマゼピン（テグレトール）を使って治療にあたっている。少しずつ効果はでてきている。彼が入院して一ヶ月半もたった頃、彼は外泊を再び強く要求したのであった。私はこのぐらいの少年ではこれ位経てば当然外泊要求をするだろうということを心得ているものであったが、家族や近隣の人々は外出や外泊となれば、大いに驚くに違いない。「私は絶対に約束を守ります。友達に暴力を絶対振るわない。」と真剣に訴えをするのであるが、彼の顔をみていると、私はふと彼の言うことを信じてみようと思ったのである。これはもう直感としかいいようのないものであるが、彼は約束を守って病院に帰ってくるに違いないと読んだのであった。そして外泊を許可した。家の人もびっくりしていたものであった。「どうして許可ができるのですか？」と両親からの不安の声もあがったが、私は彼との信頼をどこかで信じていたのである。かくて彼が両親が来るとともに外泊していった。飛ぶように家に帰っていったものである。病院の婦長さんも「あんな危ない子を外泊させるなんて考えられない。」と怒っていたものであるが、そういわれると私自身もどこか不安な状況であった。外泊の帰る当日に朝彼の家に電話をした。「どうですか？」というと父親が出て「今友達の家に遊びにいっています。もうすぐ帰ってくると思います。」ということでした。「暴力は振るっていますか？」と言うと「暴力はないようで、薬もちゃんと飲んでますし、落ちついています。」とのことだった。実際彼は翌日の三時までという約束の時間までに病院に帰ってきた。病院に電話して彼を誉めようと思ったが、彼は疲れて寝てしまっていた。もちろん薬の強さというものもあったかもしれない。しかし彼自身、暴力はふるわない、落ちついていよう。というようなことで相当緊張していたに違いない。その為、疲れて眠ったのであろう。かくてこのＡＤＨＤの子どもの一泊でもこれだけ神経を使うのである。

ところでＡＤＨＤの子供はやがて行為障害という非行的な行動を示すことがみられる。やがてＡＤＨＤのほんの一部から犯罪への道を進むことが多々見られるのである。神戸の少年もＡＤＨＤと予想した。アメリカの大人の凶悪犯罪者の60％以上は中学生までにＡＤＨＤという診断が下っているのである。又逆にＡＤＨＤの20％は反社会性人格障害であると報告されている。とするならば、凶悪犯罪を防ぐには、ＡＤＨＤを見出し、小学校低学年の段階で治療が必要とされるものだと考えられる。神戸の少年も小学校3年の時にＡＤＨＤと診断される可能性があったにもかかわらず、軽いノイローゼと診断されていたものであった。したがって、神戸の少年の場合にも早くＡＤＨＤを見出し、治療していたならば、あのような凶悪な犯罪は起こらなかったのであろう。かくてＡＤＨＤをよく知ること、そしてそれの対策を知ることがいかに重要かが分かってもらえたと思われるのである。

精神障害と犯罪の問題を考えるに際し、偏見ではなく、事実に立ち向かって知って行く力こそ、ヒューマニズムであり、人権であることがわかっていただけると思われる。

最近日本でも徐々に犯罪者のデータやその精神障害者との関わりを示すデータが出され

るようになってきている。例えば法務省によると少年の凶悪犯罪者が少年院から出てきて、その再犯率が20％前後であるということを発表しているが、その再犯率の高さに私はショックを受けているものである。これでは危険極まりない状況ではないかということになる。いったいなんのためにそれまで少年院にいたのであろうかとおもわれる。となれば、少年院での治療教育というものをもっと洗練し、もっと信頼性のあるものに高めなければいけないと私は考える。この少年院での治療教育というものを本格的に研究している人が日本にはいないようだ。そして遅れている。ということは少年院での保護育成という意味、あるいは少年法の意味というものを無意味にしてしまうものである。

また大人の犯罪と精神障害のデータを見てみると、平成10年に交通関係業過を除く刑法検挙人員は324、263人である。そのうち精神障害者が635人。精神障害の疑いのあるものは1378人である。この両者をあわせて精神障害者等ということにして、統計を求めている。交通関係業過を除く刑法検挙人員にしめる精神障害者の比率は0・6％になっている。その中では窃盗、詐欺、横領が最も多く、精神障害者等の総数の60・3％を占めている。罪名別検挙人員総数中に占める精神障害者等の比率では放火が14・1％、殺人9・7％が顕著に高くなっている。その他、強姦1・6％、強盗1・3％、脅迫0・9％、傷害暴行0・8％となっている。また他の平成6年から10年までの5年間をまとめたデータも出されているが、罪名別では殺人が19・8％として最も多く、続いて傷害が15・9％となっている。罪名と精神障害者との関係をみると、殺人を犯した人の中で精神分裂病の人の割合がいちばん多く、総数の59・5％となっている。このように、大人に関して言うならば、凶悪犯罪特に、殺人、放火、傷害といったものは精神障害者のしめる率は高い。そのうちいちばん高いのは精神分裂病であることは数字上しめしているものである。彼ら精神障害者というとおとなしく、あまり、問題をおこさないことが多いものである。彼らのうちどんな人が犯罪を犯すかというと、ほとんど幻覚妄想があるが、人格の荒廃はあまりみられない、思考の障害はあまりうけていないという妄想型分裂病がいちばん多いものと私は考えている。

少年犯罪になるが、佐賀のバスジャック事件の子供も精神分裂病であり、幻覚妄想を主体とした、妄想型分裂病ということができる。幻聴と妄想があったからである。バスでのハイジャックの犯罪行為は極めて整然としており、なんら混乱もなく、バスを動かし、乗客の席を動かすなどしたことからも判断能力は十分にあったものと考えられる。恐らく精神分裂病という診断があったとしても、判断能力はあったとされよう。しかし後で鑑定した精神科医は解離性障害（解離性健忘と離人症）とした。私には全く理解できないものであった。少年の母も同じ意見と言っていたくらいである。

我が国では平成12年までの少年法がいうところの少年犯罪とは14歳以上20歳未満の少年による犯罪行為を示すものである。しかし平成13年4月より少年法が改正され14才以上の犯罪少年で重大犯罪者は家庭裁判所から検察庁に送致し、成人と同様に地方裁判所で裁くことができるようになった。又16才以上の殺人者は原則として地方裁判所で裁くことになった。このような少年たちの犯罪は昭和26年をピークとする第一の波、昭和39年をピークとする第二の波、昭和58年をピークとする第三の波という三つの波がみられたものである。その後、昭和58年以降徐々に減っていたのであるが、平成8年には再び増加に転じ、平成10年にはさらに増えているものであり、第4の波が考えられ、予想されるものである。昭和52年までは大人を含んだ犯罪の中で少年犯罪が占める割合は30％であったが、その後次第に多くなり、56年には50％を超え、その後さらに増え、平成元年には57・4％に達し、平成6年には47・6％に低下したものの、7年以降上昇し、平成10年には52・5％と50％を超えた率になっている。しかし平成12年には42・7％と減少に転じている。少年犯罪の内容であるが、いちばん多いのは窃盗であり、平成12年では58・9％である。そして横領が20・5％、傷害が8・1％。恐喝が5・1％となっている。最近10年間の交通関係法令違反を除く、少年特別法送致人員を罪名別に見ると、平成10年は毒劇法違反（シンナー、マリファナなど）が前年より増加している。7年以降覚醒罪違反が増加していて、10年は若干減少しているが、それはあまり大勢に影響するものではない。かくて毒劇法違反が60・6％で最も多く、ついで覚醒剤取締法違反が11・4％、軽犯罪法違反が7・6％。銃刀法違反が5・4％の順となっている。毒物及び覚醒剤が極めて大きな割合をしめていることがこれによって知ることができる。平成12年では平成10年と余り変化はない。今現在の男女別の犯罪率では女性の比率が徐々に上がってきていることが大きな特徴である。女性の方が60％以上の高率を維持している。女子の非行は昭和40年以降から急激に上昇しており、それは現在も続いている傾向である。この意味で女性の地位の向上、雇用平等法などから男女の権利が平等となり、女性の方がむしろ犯罪が多くなっていくことは皮肉なことである。

家庭内暴力は平成7年以降増えており、平成12年の現在も増加が続いている。母親がその暴力をうける率は56・9％ついで物、家財道具などが14・0％。同居する親族が12・7％父親が10・0％兄弟姉妹が5・1％となっている。家庭内暴力でいちばん多いのは現在では中学生となっている、ついで高校生、ついで無職少年という順序になっている。世代別でいえば、おおむね14歳から15歳の時が高率となっている。つまり中学生の高学年、高校一年あたりが中心となり、17歳、18歳、19歳となるにしたがって低くなっている。

このように少年非行が多くなっている。ところで凶悪犯罪は昨今は非行少年といわれる少年たちから発生するのではなく、まったく真面目な少年たちが突然おこす犯罪が多いものである。彼らは概して、勉強ができる子が多いが、対人関係が孤立していることが特徴である。例えば少年ではないが全日空ハイジャックを起こした青年は小学校から大学まで、そして大学をやめるまでまったく友達がいなかった。就職しても皆から嫌われ、人との対応が困難であり、会社に行くことを断念しているのである。また今回のバスジャックの少年も小学校からいじめをうけ、中学校3年でいちばんひどいいじめを受けていたものであるが、彼もまた対人関係は得意ではなく、勉強だけが中心となっていった少年であった。また岡山の浪人生の小学生殺害事件そして自殺した彼も、非常に優秀ではあったが、高校では対人関係は乏しく、ほとんど友人がいなかったのである。個々の例で対人関係がちゃんと保たれていて凶悪犯罪を犯す少年はほとんどないといってよい。全日空ハイジャック、バスジャック、および京都の小学生の殺人事件の少年は全員幻聴をもち、分裂病の疑いがあったものであった。成人のみならず、子供の凶悪犯罪も分裂病の割合は高いと考えられる。このように考えると一方でＡＤＨＤをどう対応するかということと、分裂病の発生をどう防ぐかが、少年の凶悪犯罪を減らす大きなポイントだと考えられる。ＡＤＨＤは研究が進んでいるのであるが、分裂病の対応は意外に遅れているのである。私の知っている限りのデータでは分裂病になりやすい人は過度に多動であるか、おとなしいかその両極に分かれているものである。さらに運動感覚機能、特に、平衡感覚や共調運動が非常に悪く、その意味でもスポーツを無視した小学校や中学校というのは分裂病を抑制する働きが弱いと私は考えている。この平衡運動や共調運動が悪いために、スポーツ機能が低下し、その機能の低下は認知や思考力の歪みとなってしまい、それが幻覚妄想となって、やがて精神分裂病へと移っていくのである。ADHDの子供も運動機能が低い。学校での運動能力の強化が重要である。

ADHDは研究が進んでいるものの、学校にいるADHDの子供たちへの対応策、治療プログラム、対応プログラムはできていないのが現状であり、どこで治療したらいいのか困っている。単に薬を与えるだけでは決して治るものではない。やはり治療者との接触、カウンセラーとの接触、先生との接触が重要なものであり、対人関係を学ぶことが重要であり、それと同時に投薬も重要になってくるが、投薬が功を奏するためにも人との関わりによる心理療法が進んでいなければ、なんの意味もないことが多い。ADHDに対して、是非学校全体で対応できる治療計画あるいは対応策を考えてもらいたいと考えている。私は2週間に1回、1週間に1回教育相談所にいって相談を受けるよりも、学校で彼らを特別な教室でADHDの子供を数人集め、専門の教育を受けた学校の先生が治療にあたったり、可能ならば、学校カウンセラーが治療にあたってほしいと思われる。しかし、学校カウンセラーの場合、週に一回しか来ていないのではＡＤＨＤの治療には不十分である。従って私は学校の先生方の中で興味をお持ちの方が積極的に勉強し、治療に当たって欲しいと思うものである。

おわりに

このように精神障害と犯罪はかなりの結びつきがあることがわかった。そして子供たちの大きな問題はＡＤＨＤそして精神分裂病の予防ということになることが少年犯罪を減らすということにもなるし、成人犯罪を防ぐためにも重要なものである。しかしながら、学校はその対応が全く遅れている状態であり、検討が緊急に要求されるものである。

不登校や家庭内暴力は両親の過保護が大きくからんでいるものであるが、犯罪傾向を帯びたものは、両親がやや冷たいことが多いものである。そしてさらに私が述べたように、ＡＤＨＤや将来精神分裂病になる素質者は少年の凶悪犯罪と結びついていることを知っておくべきである。

3・ランチメイト症候群について

「ランチメイト症候群」というのは、6、7年前にあるOLの「会社に行くのがとても辛い。お昼ご飯を一人で食べるなんてことがあれば、とても辛い」という訴えを聞いてからである。彼女自身、「ランチメイトがいないなんて最悪ですよ」と言っていたので、「ああ、こんなふうにランチメイトなんて言葉を使うんだ」ということを知り、その言葉をもらって「ランチメイト症候群」と呼ぶようになった。その「ランチメイト症候群」の第一号が、このOLであった。それが今年（二〇〇一年）の4月よりあっという間にジャーナリズムに広がった。

会社で一緒に食事ができるランチメイトがいないと恐怖でたまらない、と訴える人がいることは私には驚きであった。その実態はいかなるものかと調べたくもなったものである。「なんでランチメイトがいないと恐怖なの？」と聞くと、「一人で食事をするということは、友達がいない、ネクラである、集団に入れない、ということの象徴となり、それはとても辛いことなのです」と言うのである。

男性はあまりそんなことは言わないが、さりとて全然いないわけではなく、昨今男性も「会社に行ってもランチメイトがいないので辛い」というのは時々聞くものである。皆、対人関係の能力が低下している。人に「入れてくれ」と言えない人たちなのである。かく程に対人関係能力の低下、孤独の弱さが顕著なのである。

さらに女子大学生が不登校ということで、親に連れられてやって来た。大学の不登校などというものはあまり目立たないものであるが、しかし実際はかなりの数がいると思われる。「なぜ自分のアパートに閉じこもっているのですか」と彼女に聞くと、「学校へ行っても友達がいない。一緒にランチを共にする人がいない。こんな恐いところに私は行けるわけがないでしょう」と、怒った調子で答えたものであった。この頃、私はこの種のテーマには慣れていた。

彼女によると、彼女は小学校の頃にテニスの天才教育をお父さんから受け、そのために、小さい時から近所の子どもたちと遊ぶことがなかったという。そしてそのまま中学校に行くと、今度は仲間のいじめにあってしまい、中学・高校はほとんど孤立化させられてしまったという。無視という最悪のいじめを受けたのだという。「あなたの方に問題はなかったのですか？」と聞くと、その時は「えっ、そんなことあるわけないでしょう」と答えていたのであるが、少し考えてから「私は勉強が出来るので嫉妬されていたのです。

女って嫉妬すると恐いですからね」という返事であった。そして彼女もまた、ランチには誰も友達がいなかった。そのため彼女は、ほとんど図書館で昼ご飯を食べていたという。昼ご飯でもたまに覗くように来る友達がいると、トイレに隠れることすらあったという。この彼女の言葉を聞いて、「ランチメイト症候群」という名前を私がつけたのである。

彼女の話によると、女の子は中学・高校でもトイレに行くのにも仲間で行き、そして仲間がみんな揃ったところで帰る。理科や生物の実験などで教室が変わるときも、同じ仲間で行き、同じ仲間で帰ってくるという。その同じ仲間に入れない少数の女学生たちが、この仲間から大変ないじめを受けるのだという。したがってまた、春の新学期に、特に中学1年、高校1年、新入社員などは、5月ぐらいまでには仲間の中に入っていないと、もう入れなくなってしまうのだと言うのである。したがって、女性にとっての勝負は5月まで、と彼らは言うのである。

このように、仲間を作らなければ何もできないという、この情けない日本の個人の力の弱さは、まったく愚かなものであるし、それはまた、村八分の現象がまだ我々の中に残っている、ということでもある。つまり個人というものが弱いために孤独に弱く、孤独を避けるために一挙に仲間の中に入る。仲間の中にいれば安泰であり、守ってもらえる。そして彼らは、その仲間に入れない少数の人々を批判することで、自分たちの団結を高める、という構造になっているのである。これは中学校時代から、もうすでに始まるという。

考えれば、「公園デビュー」などといった、主婦が公園に子供を連れてデビューする時に、そこですでになじみになっている人々の仲間に入るのに大変な努力がいることが「公園デビュー」という名前で呼ばれていたものであるが、今なおそれは相変わらず見られるものである。

「PTAデビュー」などもきわめて厳しいものである。特に、公立というよりも私立の小学校・中学校・高校をもっている学校では、仲間を作るということが自分のエリート性を高めるのに必要であり、その仲間に入れないということは、「あなたはここの学校のエリートからは、もうはずれていますよ」という意味なのである。

このような女性のエゴイズムや顕示欲、あるいは仲間の中に自分が隠れて人を非難する、という村八分の姿は、民主主義のルールに反していることは言うまでもないと同時に、倫理的にもモラル的にも許されるものではない。このような、一人になれないでグループに入っている人たちは、もう一度小学校から、民主主義、個人主義、人権というものを学んでほしいものと思っている。

精神科の病院などでも、みんなになじめなかった患者さんがホールのソファに座れるようになる、つまり「ホールデビュー」ということができると、この場合はみんなが排除すると言うよりも、むしろ手を叩いて歓迎してくれることが多い。むしろ患者の方が人間に優しいのではないか、と思わざるを得ない。

前述の女子大学生の「ランチメイト症候群」であるが、彼女は「自分は勉強ができる、テニスの天才教育を受けた」ということで友達との接触の仕方を充分にマスターできず、そしていじめにあってしまった。このいじめが彼女の心の奥に深く、針に刺されたように記憶に残っていたのである。したがって、仲間がいるということだけで、彼女は怯えていたものである。それは当然、大学生になってもその仲間の中に入ろうとはせず、孤独な昼食となる。それが耐えられないのである。そのために自分のアパートに閉じこもり、イライラとしながら、時には過食発作、手首を切るなどの行動がみられ、夜にはアルコールを飲むということすら見られたものであった。

いささかエリート意識が鼻につく女性であったが、根本は無邪気な、心の優しい女性でもあったと思う。しかしみんなの中に入れない、という不適応感で親にあたり、特に父親には「あんたが私にテニスの天才教育をしたから、こういうことになったのよ。私は親の操り人形じゃないわよ」ということで、大学生になって家庭内暴力をし始めたものであった。つまり、対人関係が下手なのは父親からきた、と言うのである。父親は「確かにそれは一部分認めるけれど、対人関係が下手なのは、私がテニスを教えたから、などということで説明できるものではないではないか」と言うのであるが、そうなると彼女は家の中でいろいろなものを壊し、机、瓶、家具、様々な小物を壊し、しかも夜はアルコールを飲んで泥酔状態で寝るのである。その頃は、まったく将来に対する希望はなかった。大学を出たところで、会社に入る自信もなかった。「またみんなから避けられるだけのことです」と言ったものであった。しかしなんとか卒論までこぎつけ、一緒に卒論のことを考えながら作り上げて、卒業していったのである。

しかし就職はみつけることはできなかった。大会社に入るのは恐怖であった。家でぶらぶらして、まだまだ両親に嫌みを言って時々荒れることもあったが、ある日ふと、近所の居酒屋に就職したのであった。すると彼女は、意外に自尊心をかなぐり捨てて生き生きと働き始めたのであった。居酒屋で働くということは、対人関係の能力が低い彼女にとっては、絶好の場所であった。長く話す必要もなく、ただ表面的であり、しかも仕事というものを中心にして動くので話をじっくり聞くなどということはないだけに、彼女には楽であった。しかも気持ちよく多くの人が話しかけてくれるので、彼女も久しぶりに人の優しさを知る、という場でもあった。かくて彼女は居酒屋を中心に自分の対人関係の能力をつけ、やがて別の会社に入りＯＬになっている。

この彼女の進歩を見ていくにつれ、居酒屋というものを利用したことに私たちは注目しなければならない。つまり我々はエリート思考であり、立派な大学、立派な会社というように、なんでも立派であることを要求するが故に、かえって自分の自然さというものを失うことがあるかもしれない、ということである。自尊心を捨てて居酒屋に勤めることによって対人関係の能力が強まったとするならば、この居酒屋の存在は大きなものである。

かつて不登校で、また大暴れした高校生がいたが、その子も大学の入学試験を受ける、という助言をしてもらったのは、八百屋の小僧さんからであった。その八百屋の小僧さんだけが、唯一彼と遊んでくれたのであった。父と母は、彼が荒れるので別のアパートに逃げてしまっていた。この八百屋の小僧さんこそ彼を救ったものであり、彼が結局大検を受けて某私立大学に入れたのも、この八百屋の小僧さんの力が大きいものであった。その言葉は「お前みたいなお坊ちゃん育ちが、俺みたいな力を使う仕事をできるわけがない。お前に向いているのは、やはり大学に行って、一般会社に入ることだよ。まあ、素直に大学に行くんだな。俺が聞いたところでは、大検を受ければ大学の受験資格があるということじゃないか。やってみろよ。」ということで彼はやり始め、そしてすでに述べた如く大学に入学でき、そして一般会社にも就職することができたのであった。この世の中知らずのお坊ちゃんに、東北の方からやって来たこの八百屋の小僧さんの助言はきわめて大きいものであり、彼の人生を救ったと言ってよい。

このように、大学の先生とか、精神科医や臨床心理の専門家ではなく、八百屋の小僧さんが彼を救ったということに、我々は注目すべきなのである。先程も述べたように、何もいつも専門家といったものが人間を助けるのではなく、さりげない人々、そしてさりげないところに意外に我々は立派な人たちを見つけることができるということを、知っておいた方がよいと思われる。

ランチメイト症候群の話に戻るが、ランチメイト症候群に代表される対人関係は、今どこの会社でも問題になっている。そのため会社では、新入社員一人に対してその新入社員の世話をする先輩をつける、というようなことが行われ、新入社員同士のチームワークができるような試みが行なわれている。

また、昨今の大学であるが、きわめて対人関係が乏しくて、コンパも自分たちの力でできないことが多い。我々の頃は学生自治会が全てオリエンテーション、コンパを世話したものであったが、今やそのような先輩の学生自治委員会が歓迎会をすることもなく、コンパの世話をすることもないのである。となると大学の教授が意識的に出て、彼らの世話をし、コンパや学園祭がうまくできるように指導するのである。学園祭まで大学の先生が世話をする、というのは滑稽千万であり、そしてまた新入生歓迎会で芸をするのが教授だったりする。それを見ていると、さすがに苦笑いをせざるを得ないのである。彼らは自発的に自分たちのまとまりやチームワークを作れず、そしてまたコンパやイベントもできない時代になったのである。そのような人たちが会社に入ればどうなるかということは、自然に分かることである。

街角で多くの女性たちに、あるテレビ局の人が「君たちは一人でランチを食べることはどうかね」と聞くと、「辛い」と多くの人が答えているのである。こうなるとランチメイトは、広く対人関係が持てないこと、人に拒否されることに過敏であることの表れであり、それと同時に自分たちで能動的に仲間を作れないことの象徴なのである。

昨今は男性でもその傾向が現れ、男子大学生などに聞いても「一人で食事をするなんて、とても耐えられない」などと平然と答える若い男性が出現しているのである。女性だけの現象ではない、ということが明らかである。

食事を一緒にするということは、それだけで楽しくなるものであり、急速にお互いの関係が深くなるものである。それを悪く利用しているのが日本の政治家であり、夜の接待や料亭での話し合いの中に食事が入ることによって、お互いの気分が和らぎ、あまりぎすぎすすることなくいろいろな物事が決定されていくのである。

このように、食事を共にするということは、民族的にも昔からあるものであり、ある民族とある民族が戦っていたとして、それが仲良くするためには一緒に食事をするのが通例である。したがって、仲良くなるには一緒に食事をする、ということが民俗学的にも証明されていることである。

したがってランチメイト症候群が食事を重視するということは、ある程度仲良くなる最大のイベントを中心に彼らが関心を持っていることを示しているのであろう。さらに今まで述べたような民俗学的な裏付けがあると言ってよい。仲良くなる一番の方法は、食事を共にすることであり、それに集うことなのである。しかし対人関係の乏しい人や、村八分的な傾向の強い人にあっては、ランチメイト症候群は排他的村八分現象であり、孤独に弱い人を一層孤独に追い込むのである。

4・思春期・青年期の危機

昨今の青少年の問題のひとつは、その高い自尊心にあるように思われる。高い自尊心が傷ついたとして一挙に犯罪に走ったり、あるいは不登校に走ったり、あるいは家庭内暴力、そして閉じこもりに至ってしまうように思われる。

この自尊心が高いことで特徴的な人格障害というのは自己愛性人格障害といって、自分は誰よりも能力があると考え、それが当然のように受容されるべきだと考えている。そして人の気持ちへの共感性が乏しい。

この自尊心の高さが大体多くの青少年の問題を解く鍵になっているように思われる。20年前の青少年に比べると、現在の青少年の自尊心の高さはその比ではない。自尊心が高いために傷つきやすく、すでに述べたような不登校の問題、いじめの問題、家庭内暴力の問題、そしてまた青少年の犯罪の問題にまで広がっていくのである。

例えば不登校の問題を考えてみても、大体いじめが60%を占めている。しかしそのいじめというのは、実につまらぬことでいじめと考え、不登校に至っている。つまりは自尊心が高いので、ほんの些細なことを言われてもそれをいじめと捉えてしまい、不登校になってしまうのである。

そしてまた、青少年の凶悪犯罪にしても、大体多くの子どもは自尊心がきわめて高いものである。17歳の凶悪犯罪というものの出発点は「酒鬼薔薇」と称する神戸の少年であった。彼もまた実に自尊心が高く、その声明文やあるいはまた日記にみられる内容をみても、いかに自尊心が高いかがよくわかるものである。彼らは「人を殺すことは悪いことではない」と一向に謝る気配はない。それは善悪の問題というよりも自尊心の問題だと考えてよい。自分がやったことに対して謝ることは自尊心が傷つくのである。

バスジャックの少年もきわめて自尊心の高い少年であった。その少年がいじめを受けるということで、そのいじめに対して執拗に向かっていき、かえってもっと大きな傷を受けてしまうというようなことがあった。そして彼がこのいじめを受けた中学校を襲撃しようと考えたのも、その自尊心の傷つきを晴らすためであった。

大分県で、高校一年生の男子が近所の一学年上の女の子に「好きだ」ということを打ち明けるのであるが、軽く断られてしまい、そのことによって彼女の家の周りをうろつくようになった。そして風呂をのぞいたということを、彼女の親からこの少年の親は聞かされるのである。そして一家全員を襲撃するという凄まじい事件が起きたのであるが、これも元はといえば「風呂をのぞいた」と言われたことで、彼は自尊心が大いに傷つけられたのである。しかしこの場合は実際にのぞいているので、本当のことを言われたので一層自尊心が傷ついたと言い直した方がいいであろう。

このように概して17歳の犯罪は自尊心の高い青少年たちによって起こされるものであった。この自尊心は、当然これは母親の過保護から作られてくるものである。母親の過保護で作られる自尊心というのは、根拠のない自尊心であり、ただただ母親からのマインドコントロールによって「自分は能力が高い」「愛されて当然」「尊敬されて当然」ということで自尊心が高くなるのである。それは自分が努力して積み上げた自尊心ではないだけにきわめて危うい自尊心である。このような高い自尊心は戦後の豊かな消費社会において、母親からの手厚い過保護が生み出したものとするならば、本当に私たちが青少年の健全さを目指すならば、母親が子どもに幻想的な自尊心を与えてはいけないものと私は考えている。

日本の母親はもっと自分の夫に注目すべきである。子どもへの関心をいくらかでも減らしながら、その関心を夫の方へ向けなければ日本の家族システムは大変な危機に瀕するものと思われる。子どもを一番の権力者に据えることを、これを「日本病」と私は呼んでいる。家庭内暴力で母親が暴力を受けるということは、母親自身が子どもに権力を与えたのであるから、当然の報いであると私は考えている。

ところで先日、「さよならS」という映画を観た。この映画はフランス映画であり、非常にリアルな描き方であった。日本の俳優の、そのわざとらしい演技に比べたら、なんとリアルなものかとびっくりさせられたものであった。テーマそれ自体はそんなに複雑ではない。ある少年がパン屋で働いていたのであるが、ちょっとした喧嘩でキレてしまい、パン屋を辞めてしまう。そしてギャングのような仲間に入っていき、チンピラの一人として、彼はそこで力に頼る世界に入っていくのである。しかしその世界はかえってパン屋よりも危険が多く、やがて彼はその道を去り、元のパン屋に戻るのである。きわめて単純なストーリーであるが、私は青春時代というのは、多くの青少年はこのように一過性にグレるということ、つまり反社会的な生活に片足を入れることをどこかで考えているように思う。

先日、石原慎太郎の性格を分析して欲しいと依頼され、彼の本をいろいろと読んだのであるが、「弟」という本の中で、弟である石原裕次郎がいかにグレて大変な放蕩息子であったことが実にリアルに描かれている。あの放蕩に向かう、あるいは暴力に向かう、あるいは死をかけたスポーツに向かわせる人間とは、一体いかなる存在なのであろうかと私も考えざるを得なかった。

しかし私も中学、高校の頃というのはかなりグレた仲間の中に入っていたものである。いかに危険であるかということがわかっていても、どうしてもそちらの方に興味を持ってしまったものである。むしろ単純な秀才、勉強ばかりしている秀才というのは、話をしていてもリアルな世界を知っていないだけに「なんだお坊ちゃんだ」と、むしろ敬遠していたものである。

また東大に入っても、あまりの連中の真面目さというものにいささか退屈であると同時に恐れをなしたものである。したがって当分は他の大学のいささかグレた連中と付き合っていた。彼らの行為は凄まじいものであった。同じアパートに住むＯＬの部屋に勝手に入り、下着を取ってきたり、あるいはまた公衆風呂でのぞきをしたり、全く石原裕次郎の世界そのものであった。この世界に入っているうちに、さすがに私もあまりの馬鹿馬鹿しさに呆れてしまい、そこから離れてしまった。と同時に、この世界とは逆のキリスト教の世界に近づいて行き、私はキリスト教の寮に入ったのである。そのことを私はこの映画を観た時に思い出したのである。自分の17、18、19歳の頃というのは、実にヤクザな世界に住んでいたものと思う。そこに飽きた時に、初めて私はキリスト教に関心を持ったのであったが、なぜあの頃、グレた世界に憧れるのかというのは、自分でもよくわからないのであるが、単純に素朴に真面目に生きることよりも、スリルと興奮の世界に巻き込まれてしまうのが、私は青春の一時期にあるように思う。それはちょうどこの映画の主人公と同じことである。そしてそこでの怖さを知った時、初めて迷うことなく自分自身の真っ当な世界に戻っていくのである。つまりグレることなしに真っ当な世界に入るということを、我々はどこかで嫌っているのではないだろうか。本当の世界、本当の生き方を見つける前にいろんな世界、泥臭い世界、闇の世界をのぞくことによって、闇よりやはり明るい昼間がいいと選ぶ、その選ぶ自信を得るために、わざとグレた世界に入っていくように思われるのである。この時期をみている学校の先生方というのは、やはり大変な生徒たちをみているのだと思う。

学校の先生も学校の規則とか、普通の市民生活というものにいわば嫌気がさしている生徒たちに学校の先生として彼らに対面するということは、学校の先生も嫌であろう。むしろそれに立ち向かおうとする生徒たちの方が「相手には不足はない」という不健全な気負いを生み出しているものであろう。

話を元に戻すが、石原裕次郎の生活というのは、このように全くグレた、傲慢で、そして自己中心的であり、喧嘩やヤクザっぽい世界に簡単に入っていくのである。しかしなぜ彼に共感を持つかというと、それはこの野性味そのものだったと思う。そして青年の野性味とは、一過性の反社会的な傾向を如実に表してしまう。しかしどこかで我々はそのような野性味に共感してしまうのだと思う。

人間はこれでよいと、自分のアイデンティティーを確立する手前のところで、我々は反社会的な世界に足を踏み入れることが、ある意味で必要なことが多いと私は思うものである。私自身にしても、反社会的なところに足を踏み入れるのは、ある意味で意図的であったと言えよう。つまり「本当の生き方って何だろう」といった時に、反社会的な世界、つまり闇の世界を見ずに過ぎていくことに対して忸怩《じくじ》たる思いを持っていたからに違いない。本当の世界を真っ正直に見据えて、そして自分の人生を選び取る。そのためには闇の世界も見なければならないということであったと、私は今なら答えることができる。

石原裕次郎の世界も、無意識的にそのように生きていたに違いない。彼は石原慎太郎の書いた「太陽の季節」でデビューするのであるが、そのあたりからだんだん反社会的な傾向は少なくなってくる。映画スターというアイデンティティーを獲得したからである。

石原慎太郎も、裕次郎ほどではないにしても、高校をわざと一年留年したり、学生のうちから銀座に入り込んだり、また喧嘩も相当多くみられたようである。ただ彼には「家長である」ということの誇りが強く、家長は指導的な立場を持たねばならぬということが、彼の反社会的な傾向に歯止めをかけていたものと思われる。したがって彼はその分弟をうらやましがっているのである。あのように思う存分、反社会的な世界を生きるということに対して、自分にもそういう野性的な自由さが欲しいと彼は思っていたのであるが、それが果たせず、それを文学という形で果したのである。それが「太陽の季節」である。つまりあれは石原裕次郎が生きていた世界、そのものを描いた世界だと言えるものである。石原慎太郎はある時、自分のことを「あなた方はお坊ちゃまとして育ち、何の苦労もなかったでしょう」と言われ、非常に怒ったという。確かに彼の書いたものを見る限り、いかに思春期・青年期が危機に満ちたものであったかを読むと、とてもお坊ちゃまといわれるような生き方ではなかったとすぐにわかるものである。ヨットで海に行くのも死と向き合うためであるし、また太陽と向き合うものであり、生と死に向き合い、その極限で生きることに自分の生命を感じようとするものであった。思春期・青年期というのは、はからずも生と死という極限に直面する世界でもある。その極限に耐えたものが、本当にしっかりとした足場を持った人間として生きれるものだと私は思っている。

今の17歳の犯罪者たちというのは、確かに死というものに向かい合っているが、その向かい方は実にリアリティーのないものである。つまり現実と空想の区別がつかないまま、夢幻のように死に直面し、死に飲み込まれていってしまうといってもよいであろう。それに比べると、かつての青年たちの方がもっとリアルに生と死に相対して、そこをくぐり抜けていったのである。思春期・青年期は死からの再生を行っている年齢のように思われる。死に近いところにまで行くことに、彼らはある種のスリルと冒険を喜ぶのである。しかしそこには、一歩間違えば本当に死に向かってしまう。この死の世界の冒険を飛び越えることによって、はじめて大人へのアイデンティティーに向かっていくものと考えられる。

このような話をしていくと、学校の先生方は、思春期・青年期の生徒たちの生と死に直面する、彼らの心の動きをよく捕まえているのであろうかと思わざるを得ない。単に授業を教え、そしてまた倫理的な、道徳的な真っ当な世界だけを見せ、本当の生きる生々しい世界に直面しないでいるとするならば、それは本当の教育ではなく、ある種の偽善的な教育と言わざるを得ない。戦後、我々は死というものを恐れてきた。恐れるあまり死を隠してきた。しかしいかに隠そうとしても、死は間違いなく実在であり、それを隠すことで大人たちは偽善的な死の扱い方をしてきたように思われる。

昨今の犯罪は、すべて死と生というものの問題点にぶつかっている。彼らにとって死は生の隣にあるといってもよいものである。そしてこの生と死というものが、非現実的なイメージとして捉えられ、そのイメージに埋没する危険性の中に佇《たたず》む。ファミコンやテレビゲーム、あるいはゲームセンターといったものは、すべて人を殺すことがゲームであり、それによって青少年は人を殺す学習をしているといってもよいであろう。そこまで進むと、殺すということはいとも簡単にできるのである。殺すことのシュミレーションをしているのである。

私はかつてアメリカの青少年の凶悪犯罪を調べたことがあるが、その60％は驚いたことに「羊たちの沈黙」という映画を観て、あるいはビデオを見て影響されたと述べていた。私はそれまでこうしたビデオやファミコンの影響はあまりないものと考えていた。しかしあそこまで「影響を受けた」と明言する、このアメリカの青少年の連続殺人犯の意見をみるにつけ、やはりメディアというものが相当死や生というもの、あるいはセックスというものをもっとリアルなものとして捉えなければ、子どもたちは映像的世界の中に飲み込まれてしまうだろう。

また最近の犯罪の特徴というのは「殺してみたかった」「殺すということを試してみたかった」「死を知りたかった」というようなものである。死というものへの好奇心が、実際に殺すというところまで知ろうとすることは、我々はいつ青少年に襲われるかわからないという不安すら持ってしまうものである。このような死を知ることがないということの一番大きな理由は、現代の死はほとんど病院で人知れず死んでいくものであり、本当の死のプロセスを彼らが体験していないということにあるかもしれない。

私の祖父が亡くなったのはみんながご飯を食べている時であった。父に「おじいちゃんを見てこい」と言われ、見に行った時に祖父は呼吸をしておらず、口があんぐりと開いていることにびっくりしてしまった。「死んでいる」と直感したものであった。祖父は半年も寝ていて、寝ていながらうわごとのようなことを言い、食事を食べるのも大変であり、我々が食べさせていたものであった。したがって毎日の祖父の死に向かう変化というものがわかるものであった。我々でも「そろそろ死ぬのではないか」と予測したものであった。そしてその予測通りの頃に、祖父は亡くなっていったのである。あんぐりと口を開け、目は開いていているイメージは今でも私に残っている。

祖父が亡くなった時、孫の一人である、まだ4歳になるかならないかの女の子が大声で泣き、母親にしがみついていた。「おじいちゃんは死んでいないよね」と泣くのである。その場では、死というものの厳《おごそ》かさというものに包まれ、亡くなった祖父の周りに、みなじっと佇んでいたものであった。生前はアルコール依存症とアルコール性痴呆でさまざまなる苦労を我々に与えてきた祖父も、この死という現実の前に我々はある種の神々しさを感じたものである。生と死をわけへだつこの谷間を、我々はのぞいていたものと考えられる。

死は明らかに生と異なっていた。死は遠い世界に飛んで行く何ものかであった。そしてその暗闇の中に、きっとその死はあるに違いないと想像した。したがって私たちの時代では、生と死は出会うことなき現象であり、明確な違いを示していた。今の青少年のように、生と死が区別のつかないようになってしまうとは、我々も予想だにしないものであった。医者が生と死の距離を縮め、映像は生と死を不明瞭なものにした。

5・今年を振り返って（2001年）

今年一番大きな出来事は、アメリカの貿易センタービルが飛行機によって倒されたことであろう。このテロによる破壊行為は、限りなく深い悲しみを私たちの心に残したものである。

あの崩れ落ちる貿易センタービルの部屋の中から、妻に携帯電話で最後の電話をかけた人が幾人かいた。「もうこれでお終いだ。俺は死ぬ。妻よ、私はお前を愛していたよ」というような連絡があったことは、悲劇の中でも人間の高貴さを残したという意味で、少しは救われる話ではあった。

しかし、あの何千人も殺すことで一体何が得られたというのであろうか。テロ組織には、彼らなりの論理があるに違いない。アメリカによってイスラム社会が何度も攻撃され、それこそ何千人も殺されたではないか、そのリベンジである、という論理であろう。しかし「目には目を、歯には歯を」ということは、人間の歴史の愚かさを最もよく示している論理だと思われる。そしてまた、アメリカもリベンジをしている。

しかし、私はアメリカの復讐ないし戦争を止めるだけの論理はもっていない。あれだけ意味のない、普通の市民を殺されて、怒らずにそれを受け入れる人がいたとしたら、いや、もちろんアメリカ人でも受容した人がいることは知っている。でも大部分の人はそれを受け入れることは困難であろう。

人間はあまり心が進歩していない。原始時代と同じ心のままでいるように思う。学校でも多くのいじめ、そしてそれはますます陰湿化していく傾向をみても、これも治る、ないし消えることはなさそうに思えるものである。青少年犯罪は減りはしない。学校崩壊、幼稚園崩壊、そしてまた校内暴力も減りはしない。

人間は人をいじめることによって、どうやら喜びを持つらしい。それがいじめである。いじめられる方は悲しいが、いじめる方は楽しみである。この残酷な対比は私をずいぶん悲しませるものである。またしても人間の心は進歩していないと言うのみである。

そんな気持ちを持って町を歩き、ちょっと本屋に寄ってみると、精神科医を批判する本が出版されていた。それを覗くと、私を個人名で批判し、自己愛性人格障害者であると診断し、専門家ではないけれど自分なりに診断した、と書いてあった。うつ病すら治せない、文学的精神科医はいらない、と私のことを名指しで批判していたのであった。

私はこの著者を実は知っていた。彼女の子どもをうつ病で治療していたのだが、治せないと自分で読んだ時、もっと優秀なうつ病の専門家にかかって欲しいと紹介状を書いた人であった。その人が私を罵倒するのは、私には理解できるものではない。その中身を読むにつけても、全く精神医学的な知識が不足したままで書いているだけに、見当外れなものであった。それでも私を批判するために延々と暴き立てている本であった。

そういえばこの出版社は、今年、私に出版依頼をしてきて、私が原稿を全部書いて渡したところ、突然担当者から「あなたの本は出しません」と言ってきたのであった。私はその意味がよくわからなかったが、ともあれ本はたくさん書いているので別に出したいわけではなく、そのまま原稿を引き取ったものである。

しかし、その理由が今わかったのである。つまり、私が原稿を書いている時に、まさにこの本の著者が私の批判を書いていたのである。とするならば、私の原稿を本にするわけにはいかないと出版社は取ったものと思われる。しかし、彼女が私を批判する論理や事実が正しいならともかくも、正しくないのに出版するということは、私には怒りを超えて悲しみでもある。

このように何もかも正義感もなく、人の揚げ足をとって進んでいく日本の現状は実に寂しいものである。私は反論すらする気もないので、それはそれでいいのであるが、その人が書いた心が私には寂しいのである。

昨今のテレビも寂しい。さしておもしろくないことを、品の悪いジェスチャーや品の悪い言葉で人を笑わせようとする番組が多い。私たちは、彼らの意味のない笑いに無理矢理付き合わされてしまう。このことに、私は虚無感を感じざるを得ないものである。しかも多くの子どもたちは、その虚無的番組にさらされて同化していく。

昨今、私は報道番組しか見ることはないが、たまに目に入るさまざまなバラエティーのくだらなさはひどいものだと思う。私自身、テレビに出る時も、決して妥当な方法で報道されているわけではない。彼らは必要な部分だけを切り取って、後は捨てるのである。

例えば、宮崎勤事件で多重人格説というものがあったが、それに対して、私は多重人格を47人持っているので自分なりに理解している。とてもあの宮崎勤が多重人格とは思えない。テレビのビデオ録りにその根拠を述べたことがあった。取材に来たテレビ局は、最初に「多重人格とは、何でしょうか」と聞いてきたので、私はまずそれに答え、そして「したがって宮崎勤は多重人格ではない」と言ったのであった。

しかし、彼らが私から録った記録は多重人格の説明だけであり、「宮崎は多重人格ではない」と言ったところは消してしまった。もちろん、テレビ的には宮崎が多重人格であると言った方がおもしろいに違いない。しかし、彼らには正しさ、正義という概念があるのだろうか。おもしろければいいのであろうか。視聴率が高ければよいのであろうか。

このようなことは日常茶飯事であり、私もいささかうんざりとしているものである。

今年のクリスマスは私にとって56回目である。その56回目のクリスマスがさりげなく去っていく。そのようなセンチメンタルな気持ちになっている時に、突然電話がかかってきたので取ってみると、ある分裂病の患者の妹さんからであった。彼女のお姉さんはもう長く、十年前後分裂病を経過しており、思考力、判断力はかなり落ちていた。しかし、一週間ほど前に診た時には、きわめて元気な顔を見せていたことに驚かされた。「かなり回復しましたね」と妹さんに言ったものである。

しかし、それはその時、アメリカ人のボーイフレンドを得たということが、彼女を元気にしていたことが今回の電話でわかったのである。しかも、そのアメリカ人とは映画館で知り合ったのであるが、すぐに彼女を自分の部屋に連れて行き、一夜を共にしている。彼は愛しているということ、ずっと付き合っていきたい、ということを彼女に言っていたのであった。そしてクリスマスにもう一度会いたいという約束をしていたのであるが、分裂病の彼女が行ってみると、「自分には他に付き合っている女性がいるので、君と付き合うわけにはいかない」と断ったのである。そのことによって、彼女は再発し、分裂病的な昏迷状態に陥り、食事もとれず、眠れもしない、というような状態になり、妹さんが私に電話をかけてきたのであった。

もちろんこの場合、彼女が分裂病であることがそのアメリカ人にはわかるはずはなかったであろうが、しかし、こんなに簡単に女性を自分の部屋に誘うことに疑問を感じざるを得ない。精神科医の私としては、やりきれない思いを持ったものである。

分裂病者には、性的な体験が一番危ない体験の一つなのである。妹さんは泣いていた。そしてその側で、分裂病の姉も泣いていたのが電話口に聞こえていたものである。そのアメリカ人を一方的に責めることはできない。しかし、分裂病の彼女に用心深く男性と付き合うように言ったとて、どの程度効果があったであろうか。いや、妹はそれは不可能であったと述べていた。では、分裂病の彼女が悪かったのかというと、責任が十分に取れるわけではないだけに、その批判も的を得たものにはならない。

かくて、また私はやり場のない悲劇に襲われてしまったのである。そのようなことがあって夕方になり、ふとニュースを見ると、北朝鮮と思われる船と日本の海上保安庁の船が銃撃をし、北朝鮮と思われる船は自爆して沈んでいったというニュースが流れていた。

北朝鮮は、なぜ日本の領域を平然と侵してやって来るのであろうか。テレビの推測では、何か重要なものを運ぼうとしていたのではないか、つまり覚醒剤の可能性を述べていた。そしてその船の船員は皆、自爆して亡くなった。ところで北朝鮮の開発する核ミサイル、テポドンも実に不気味なものであり、我々日本人はどうしたらいいのか、という問題について、日本人は何らちゃんとした回答を用意していない。

また、私が担当しているいじめ自殺の裁判でも、学校側は生徒も校長も教育委員会も、全て「いじめはなかった」ということを主張し、一審は敗訴し、二審の高等裁判所に移っている。いかに裁判といえども、いじめがなかったということはあまりにも不誠実な対応である。子どもたちはみな、いじめがあったことを知っていたのである。しかし先生方や教育委員会の指導で、一切それを喋らなくなってしまった。

これは日本では実に当たり前の出来事なのである。教育委員会、校長が「いじめはなかった」と嘘をつくことは、当たり前のように横行しているのである。さらに、時には校長が「いじめはなく、ただ彼らはふざけていただけなのです」と言っている。ふざけているというのはいじめをする側の気分であって、いじめられた側には惨憺《さんたん》たる悲劇なのである。つまり、いじめる側がふざけていたということは、いじめがあったことを認めたことと同じなのである。このことを理解せずに、なぜ学校長などを務めていられるのであろうか、と思ってしまうものである。

日本には正義はない。日本には正義は消えてしまった。戦後、アメリカから入ってきた自由、民主主義、人権というものが、かえってモラルなき日本、倫理なき日本を作り上げてしまい、子どもたちを欲望の波間に放り出し、彼らは自己規制ができないまま、この豊かな日本の中で欲望を発散するだけの子どもになっていくように考えるのは、私だけの危惧であろうか。

私は、何もアメリカからのポリシーを決して批判しているものではない。ただ、それが身についていないことを嘆くのである。今や、子どもこそモラルなき空間に生きてさまよっている。ところで先のいじめ裁判は高等裁判所で勝訴したのである。じっとこみあげる喜びを感じることができた。「正義は死んでいない」と思ったものである。

私がある講演でＡＤＨＤの話をした時、「ＡＤＨＤの話をすることで、ＡＤＨＤの子どもを持った母親に大変な悲劇を与えるのではないか」という質問があった。では、ＡＤＨＤのことをちゃんと知らない方がいいのであろうか。隠した方が誠実なのであろうか。私はこの考えには断固反対である。やたら人権、人権をとなえる人権派は、隠すことばかりに一生懸命である。隠すのではなく、物事を明らかにし、そして科学的な解明を待つ、あるいはまた科学的な治療を待つということがなければ、我々は民主主義の社会に生きていることにはならないと思われるのである。

例えば少年犯罪の殺人事件でも、10歳の子どもですら、人を殺すことはいけないということを知っているのである。それを隠してどうするのであろうか。私は、殺すことは悪いことだと、すでに小学校低学年の段階から知っているならば、その知っている悪いことをやった以上、償いはしなければいけないと考えている。そして、なぜ人を殺したかの科学的解明が必要だと思っている。それをただ隠し通した中で少年審判が行われていくということはきわめて危険であり、その意味で今回の少年法には幾分賛成しているところがある。

私が主張するのは、償いをすることの重要さである。隠すことではなく、どうしたら亡くなった人に償いをもたらすことができるのかを大人が介入し、親が介入して探さなければ、少年犯罪対策は本当に進歩したというわけにはいかないであろう。

今や、学校では真面目に勉強する人は嫌われる。おもしろい人、ふざける人、人を笑わせる人が一番人気があるのである。そこには正しさ、倫理、モラルというものはとうに崩壊しているのである。今さら正義などという、古い言葉を持ち出して何になるのだと言われそうであるが、正義というのは英語で言えば right である。right つまり正しさ、正義なしに我々の社会は順調に守られているというわけにはいかない。いや、また守っているともいえない。

今や、日本の社会を守っている警察が、連日のように警察自体の犯罪を報道されている。これでは犯罪があったからといって、警察に助けを求めることすら危ないことになってしまう。また、国会議員は相変わらず人を引き落とすための議論をしている。あれは議論ではなく単なる喧嘩であり、足の引っ張り合いである。いわゆる本当のディベートというものが成立していない。だからこそ、私は小学校の頃から、今の子どもたちにディベートをすること、民主的なディベートができることを強く主張しているものである。

役人の汚職も絶えない。学校の先生方の犯罪、特に性犯罪は絶えない。学校の先生方は、なぜここまで性的な犯罪が多いものであろうか。そのことで彼らが教師のステータスを自ら下げている。この平和な日本で、なぜ彼らは自分の子どもたちを性のターゲットにしなければならないのであろうか。彼らはそのことで悩まないのであろうか。

そういえば、神戸の酒鬼薔薇少年の通っていた中学校の校長は、事件があった年の卒業式の日にストリップ劇場へ行ったという。私はそのこと自体を責めようとは思わない。ただ、滑稽であるとは思う。しかし彼のテレビの雰囲気からして、立派な教育者とは言い難いということは大体わかっていたものである。

ただ、神戸市の教育委員会が、彼を教育センターのセンター長にすることを決めていた、ということは驚きであった。彼の内面をみると、とても子どもの心がわかる、そしてまた子どもの心を癒す場所の長にしてはいけないと私は思っている。彼の人格や心の傾向をみて、それが子どもの不登校やいじめなどを解決するにふさわしいかを考えることが大事なのであって、よくやったという論功行賞で教育センターのセンター長にすべきではないのである。

このように、日本の学校も教育行政も、そして生徒もさまよったまま、ゆらゆらとあてもなく浮いているのである。いや、このままでは危ないということは、どこかで知っているかもしれない。にもかかわらず、このような不明確な、不誠実なことがまかり通っていくことに私は悲しみを覚えるばかりである。

なるほど人間は完全ではない。いろんなところで間違いを犯し、そしてまた私も間違いを犯すだろう。しかし相互批判によって、少しずつ改める雰囲気が生まれること、ディベートによって民主的な社会を形成する基盤を作ること、それが学校教育の基礎だと私は思う。それにふさわしい学校の先生方が揃って欲しいと思う。

単に勉強を教えるだけでは、もはや教師は子どもたちの役には立たない。子どもたちに妥当な倫理、妥当なモラルを教えていくことが先生方の重要な仕事となっている。本来、このようなしつけは親がすべきことである。しかし、親ができないとするならば、学校の先生がやるしかないのである。この時代の宿命だとして、学校の先生方はそのことを引き受けるしかないと私は考えている。

また、保健の先生についても、時々聞くのは、不登校傾向のある子どもたちが保健室登校をする時に、「あなたがたは邪魔です。何も体が悪いわけでもないのに保健室にいては困りますよ」と追い出す保健の先生が、まだ日本にはたくさんいるのである。今、私たちの周りに多い病は心の病なのであって、そうだとするならば、保健室登校の子どもがいること自体、その子は誉めてあげるべき対象なのであって、追い出すべき存在ではないと考えられる。もちろん、保健の先生の中には心のケアが苦手な人がいるかもしれない。しかし、現代の小学校や中学校の保健の先生は、心の病や不登校の現実を理解しないで保健室にいることはできないであろう。教育、それが唯一強力な子どもの生きる方向を与えてくれるものと思う。

6・今までを振り返って

「学校保健のひろば」を執筆してから既に5年が経っているが、私にとっては、そんなに長く書いている気は全くしないものであった。それほどまでにこの5年間はいろんな出来事が起こり、それを見つめ、それを書き、それを分析しているうちに時間があっという間に過ぎてしまったという感じであった。

特に、私にとってはバスジャック事件に関与したことが、あれほどまでに非難されてしまったということは大変なショックであった。しかも正しく理解されるというのではなく、警察や佐賀の国立療養所及び学校、そしてまた厚生省の誤魔化しというものが実際にあるということをこの目で感じたことは、返す返すも残念な日本の状況であった。

つまりは、あの少年が精神科の病院に入らなければ中学を襲撃し、5人から15人が殺されるということを警察がわざと隠し、家庭の中に引きこもっている少年を私と家族が警察に頼み、無理矢理精神病院に連れて行き、そのことの恨みでバスジャックが起こったかのような筋書きを警察情報から流されたために、私は大変なバッシングを受けてしまったのである。本来、この嘘の情報を出した警察こそバッシングを受けなければならないのに私が受けたということは、何と日本の現実が嘘のからくりで出来上がっているのかということをまざまざとみせたものであった。

あの時は本当に私は自分を守るため、少年の家族を守るため、そしてまた正しい情報を理解してもらう必要があった。必死に私自身が情報を発信しなければどうにもならないものであった。その事実を考えるだけでも、あらゆるところの日本の矛盾というのは、このような情報のねじ曲げ、歪曲から起こっていることが多いことに気づかざるを得なかった。

また裁判で、いじめ自殺事件はほとんど学校側のいじめの隠蔽《いんぺい》体質と結びついていた。しかし私はある事件では、その裁判で私と弁護士たちの協力によって、学校側あるいは教育委員会側に勝訴し、やっと努力が報われたと思ったものである。どうか、いじめ自殺、ないしいじめを隠すという学校の体質は直していただきたいと思う。正直に言うこと、正義がまかり通る学校でなければならないということを肝に銘じてもらいたいと思う。それが教育現場であるだけに、あるいはまた子どもが関わる問題だけに、特に我々はこのような日本の体質を改善しなければならないものと思う。いろんなところで私は講演をするが、この学校の隠す体質はどこでも聴衆に納得してもらえたものであった。

また、日本の警察はこれでもかこれでもかという隠蔽体質、あるいは彼ら自身の犯罪を露呈していた。これも寂しい日本の現実である。日本の安全を確保するべき警察が、日本の安全を脅かしているということは、何と皮肉なことだろうと思う。

あれもこれも、結局は日本の戦後のモラルの低下を表しているものと考えられる。戦前はモラルが高かったか低かったかいささか問題があるにしても、まだある種の規律が生きていた。しかし、戦後はその反動で自由、自由と言いながら放縦の中に巻き込まれ、また個人主義はエゴイズムになってしまい、モラルと倫理の混乱が至るところでみられるようになってしまった。私たちはこの崩れたモラルや倫理をもう一度確かなものとして再建できるのであろうか。

あるいはまた、日本の少年犯罪、特に一人犯罪というものは対人関係の能力が低下し、共感能力が低くなったことと結びついている。集団の非行犯罪も、日本の学力重視でドロップアウトした人たちが、また家族の温かみを失った人たちが、自分たち集団として固まり、それが社会への敵意となって非行犯罪を起こしているものである。

ますます多くなっている不登校は、これもいじめから来ることが多く、そのいじめはそれぞれの子どもたちがいかにひ弱になってきたのか、いかに利己主義に育っているのかということを示すことが出発点であった。また、素朴に学力がついていけないということで不登校が生じるケースも多い。また、生徒たちの自尊心が高すぎることも関係しているだろう。

校内暴力は、これも学校での規制された生活を嫌い、自由奔放に生きたいということをそのまま発現しているように思われる。東村山第一中学校の事件も、彼らのほとんどは学校の先生を無視し、親を無視して生きている集団であった。この豊かな時代に、と思われるのだが、豊かであるからこそこのような問題が起こっているということは、我々にとって文化の進歩に対する皮肉な現象である。かくも豊かな日本になりながら、ますます大人も含め少年たちの行動は秩序を失い、単なる快楽を求め、そして人を滅ぼし、かつ自ら滅んでいく行動を選んでいるのである。

あるいは家庭というぬくもりの中に逃げ込もうとして、引きこもり、不登校が生じているともみられるものである。母と子の母子密着はあらゆる現象に関わってくる。少年事件にあっても、その根本は母子密着の中に逃げるといってよい。極端な言い方をするならば、現実の社会や学校に適応するのを諦め、母親への母胎回帰に近いことが多いものである。不登校もそう見えることが多いし、引きこもりもそうだと言えるものである。引きこもりの増大、不登校の増大、ひとり犯罪の増大、これらはみな母子密着と結びついているものである。

今や80万人とも言われている引きこもりの現象は止まる気配はない。しかもそのうち80

％は男の子である。家庭の中に居ればよい、家庭の中が一番安全であり、社会からの脅威を守ることができるということは、その個人の、自分で自分を守りつつ自己実現していく力の低下であるといってもよい。家庭内暴力は、その自己実現ができないことの苛立ちだともみれるものである。

私は引きこもり現象の中で、特に自分の部屋だけに閉じこもり、全く親とも口をきかない極端な引きこもりを「閉じこもり」と言うべきであると考えている。この閉じこもりへの対応は、実に現代日本を露骨に表現していると思われる。対人関係の力は落ち、みんながばらばらに分散し、それと同時に各共同体は崩壊している現状にあっては、人間関係の結び付きは薄くなり、それでいて人間関係以外の会社組織、あるいはまた、偏差値だけがわが物顔に歩いている現象に対して、明らかな抵抗であり、また逃避でもあるのである。

我々がこれから気をつけなければならないのは、このような家に逃げ込む、母親の膝に逃げ込む子どもたちを、外の寒い風に対して堂々と抵抗できる強い子どもたちにしていくことにある。それをますます過保護にして、風邪をひきやすい体質にしている日本のこの母子密着は、ぜひ改善せねばならないものである。

大学も、既に述べたようにディズニーランド化し、単なる遊びの場と化しているのである。私はそれを特に悪いことだと思っているものではない。高校まであれほどまでに偏差値に縛られてきた彼らが、ようやく伸び伸びと人と結びつくのが大学の場であるとするならば、それもよしと思っている。しかし、昨今の不景気によって、大学で資格を取るという流れがきわめて顕著にみられるようになっている。したがって一部の人たちはきわめて勉強家であり、真面目になっている。

つい最近、私が行っている大学でも大学院の試験を行ったが、その倍率はきわめて高いものであった。およそ10倍といってもよい。そのようなことは、我々は予想もしていなかったものである。それは臨床心理士の資格を取りたいというのがほとんどの学生の目的である。不景気な時代には、何か資格を取らねば生きることはできないという、彼らの自分の生活を守る意識の表れである。そのことによって、大学院入試で示す、彼らの学力はかつてよりもきわめて高くなっていることは事実である。

不景気になればなるほど、私たち人間は自分の生きるということに、その目標が集約されていく。それまでの、ベルトコンベアーに乗りさえすれば生きていけるという安易な認識が、この不景気によって一変し、資格志向型の大学生活のスタイルになりつつある。大学院の入試の面接試験に現れた彼らの中には震えている人もいるくらい、この資格を目指した大学院入試にかけている緊張感が伝わってくるものであった。

私は、このような資格試験に近い大学院入試に一生懸命走っていく姿は、自分で自分の人生を切り開こうという意味においては、それまでの呑気な大学院入試に比べれば、まだましなことであり、彼らに生きる意味というものを考えさせているに違いないということで、好意的に見ているものである。

資格試験といえば、司法試験の改善、つまりlaw schoolを作ることによって法学部の大学院の人気も高まっていると聞いている。臨床心理士の資格と同じような、資格を目指した大学院になりつつあるのである。

このようなことを考えている時でも、私の事務所に電話がかかってきて、ある母親が自分の子どもが不登校になっていることを相談してきた。そして会って話を聞いてみると、実に平均値的な不登校の状況であった。つまり母親があまりにも学力や学閥主義に取り込まれ、そのプレッシャーを子どもにかけたために、母親の希望する高校に入れないとなったら瞬く間に不登校となり、そして家庭内暴力が起こっていたのであった。このような成り行きはあまりにも聞き慣れた状況であり、何十年前から起こっていた不登校の平均的な出来事であった。

また、某有名受験校の少女はおじさん相手の援助交際をし、そのことの嫌悪感からリストカッティングを繰り返していた。しかも彼女は平然と一流大学に、何喰わぬ顔で入っている。こんな人もいると呆れてしまった。

大学が少子化によって入りやすくなったというものの、依然として母親の学歴偏重や予備校及び塾の偏差値重視、学歴重視と結びついて、つまり母親と塾が一緒になって子どもを追いつめていく姿は、この10年、20年経っても全く変わっていないといってよい。学校の勉強は、偏差値を目指して勉強するのではなく、好奇心が主たる動機で勉強することにならなければならない。子どもたちを自由にしておけば、彼ら自身の好奇心で動いていくものと私は信じている。

また、大学進学を自分のなろうとする職業、なろうとする人間を目的に選ぶというよりは、偏差値至上主義で選んでいることも多い。医学部に入ろうとする子どもたちに「なぜ医学部に行きたいの」と聞くと「偏差値が高いからチャレンジしてみたい」と答えることが大半である。そこには医学部を選んで医者となり、人を助けるという観念が全く欠如しているのである。高校生になってすら、そのことに気づいていないということは、明らかにその認識は近視眼的であり、歪んでいるものである。これを是正することがいつ可能なのであろうか。ますます医学部が難しくなり、偏差値が高くなってきているが、それと裏腹に医学の根本が忘れられているのである。

もっと子どもたちにゆったりと自分の人生の目標や生き方を考えさせ、そして選ばせてあげたいものである。勉強は自らするものであり、勉強は好奇心に基づいてするならば楽しいものであり、あまり疲れないものである。そして人との競争というよりは、自分の能力の発揮が主体となるものである。これが自然な学校であり、自然な勉強であると思うが、そのような状況に至るには、まだまだ私たちは学ぶことの本来的な意味の実現に、親たち、その周りをめぐる大人たち、そして社会が考えねばならないことのように思う。

さらに、現代の子どもたち及び若い人たちに注目すべき傾向は醜形恐怖であった。つまり自分の顔、形が醜いとして家から出れない。あるいはまた学校へ行けない。学校へ行っても手で顔を隠しながら授業を聞いている、などというような恐るべき醜形恐怖の人が多くなっているのは事実である。つまり内面の充実ということが全く考慮されず、外見の美醜にだけこだわっているのである。彼らは自殺するものである。したがって決して軽く見るべきことではない。

拒食症の増加も、この飽食の時代をあざ笑うかのような病気である。彼らの飢餓のような体型の子どもたちや大人を見ることは、専門家にとっても寂しいものである。しかも、30 kg前後にまで痩せながら、なおかつ痩せたいと主張し、死の道をまっしぐらという人もいるということは、我々はどんな文化になっているのであろうかと再び考えざるを得ないものである。

「衣食足りて礼節を知る」ということは全く逆転し、衣食足りて美醜を知る、衣食足りて拒食を知る、衣食足りて少年犯罪に至る、衣食足りて不登校が多くなり、そして家庭内暴力、引きこもりが多くなる、といってもよいであろう。つまり、衣食足りて、我々の文化はむしろ退行していると言わざるを得ない。

文化が進むことによって、子どもたちに何を教え、学ばせるべきかということを十分考えねばならない。我々は文化の重要な部分を教えるのを忘れている。それは社会に生きていく適応力、そして自分の生きる意味を見つけていく倫理的な方向、人の気持ちに共感する心、そういった基本的な人間性が今の子どもたちにはだんだん欠如しつつあるように思う。再びもとの人間性溢れる子どもたちにするには、このことを十分マスターすべきなのである。

私は、さらに少なくとも初期のしつけをまず大事にすること、それは小学校低学年までに完成にされねばならない。そして子ども同士の、男は男、女は女同士で遊ぶ、いわゆるギャングエイジが復活すること、恐らくそれは学校でしか叶えられない、子どもの仲間遊びである。この復活によって人の気持ちを理解していく、そして共感していく心のヒューマニティーが得られるものと思われる。単なる受験勉強では得られない、このような大事な人間と人間のつながりによって、再び人間がもとのヒューマニティーを獲得する出発点になるものと私は考えている。

いささか言葉は厳しいが、今の大人たちにあまり期待するものではない。彼らは功利主義者であり、偏差値中心主義者であり、競争原理を基として生きてきた人たちである。つまり戦後の日本というのは、資本主義がまさに展開した社会であり、そのモラルを体現しているのが今の大人たちだと考えられる。とするならば、彼らから人間の共存、環境との共存を基とする倫理を学ぶことはきわめて難しいこととなる。

今の少年たち、少女たちの心の中にこそ純粋な眼、つまり環境と人間の共存、戦争の拒否、争いの拒否、テロの拒否、そのような考えが小学校の低学年ですら彼らは持っているということは、私は自分の治療経験からも知っている。

このような子どもたちが、もっとその純粋な眼で、自信をもって成長し、社会の中に入っていってもらいたいと思う。ボランティア活動も人間と人間の心を純粋に結びつける大きな力である。このようなボランティアの仕事に共感する青少年たちの増加は、このような嘆かわしい日本の大人と子どものエゴイズムを否定する、新しい動きが静かに芽生えつつあるように思うのである。

学校教育もこのような観点から、単なる知識重視ではなく、ヒューマニティー重視の原点に立ち返ってもらいたいものと思う。人は心の交流なしには生きれまい。

第二部　子供と人格障害

1・平等という名の偽善

最近、小学校・中学校に招かれて校長先生と話をすることが多い。ある学校では、校長先生から笑いながら自慢話を聞かされたものである。「私たちの小学校は平等を元としています。したがって運動会でも皆平等なので、100メートル競争でも80メートルまで皆それぞれ一生懸命走るということにして、そして80メートルのところで止まって、皆で手をつないでテープまで走って行くのです」と自慢気に述べていたものである。私はそのあまりに素朴な楽観主義に、正直なところ呆れて何も言えなかった。

学校の子どもたちの走る能力というのはさまざまであることは、誰でも知っているものである。小学校レベルから、○○さんが一番速い、○○さんは中くらい、○○さんは遅い、などということは当然の如く知っているのである。でもそれを覆い隠して、走る能力が同じだということを確認させるということは、本当に平等なのであろうか。走る能力はさまざまであることを隠すこと自体、偽善としかいいようがないものであって、そこでは偽善の教育をしているのである。

多くの子どもは、たとえそのように同時にゴールに着いたとて、彼らは納得するであろうか。当然速い人も、そこで平等の名の下に自分の能力を発揮することを差し押さえられているようなものである。

私たちの能力はさまざまである。絵の能力、数学の能力、体育の能力、さまざまな能力が、さまざまに発揮されることが平等ではないだろうか。それを体育という能力に限定して、それは平等でなければならないとするならば、走る能力が高い人の能力を抑えたという意味で、それは不平等といってもよいのである。

これに類したことで、「私たちの学校では成績表をつけないんです」と聞いたことがある。無邪気な笑いを込めて、平等であることを自慢にしているのである。これもまた、滑稽なことである。学校がいかに成績を出さないにしても、塾では嫌というほど偏差値が見せつけられるのである。この塾の偏差値の世界は実に厳しい。何ら憶することなく、彼らの成績、彼らの勉強の進み具合が堂々と示されるものであり、その順位もまた極めて正確に出されるのである。

しかしこの塾の偏差値というのも、ある意味では味気ないといえば味気ないのである。英数国なら英数国全部の点数の偏差値、あるいは英数国理社の総合の偏差値というように出すということは、自分の好奇心で勉強をする子どもたちにとって、自分は何が得意かということが段々見えなくなってしまう。さまざまな個性を伸ばそうといいつつも、塾という営利団体は、子どもたちに「全ての科目で頑張りなさい」と鞭を打っているようなものである。塾の目標というのは有名校に入ることであり、そこにはその人の個性というものが全く考慮されていない世界なのである。

したがって、塾のような偏差値教育では、子どもは本当に勉強というものを楽しむことはできない。そして彼らが目指すものは、偏差値という名の競争なのである。そこには勉強のおもしろさ、好奇心の満足というものはとうに消えてしまっている。これもまた、人間性の喪失といってよいと思われる。

公立学校の極端な平等や偽善的平等主義、そして塾、予備校といった営利団体の学力を伸ばそうという、学力のための学力、学校に入る、あるいは大学に入るための勉強では、本当の学問のおもしろさを理解することはできない。無理矢理すべての科目を勉強することを強要し、そこにはその人個有の個性が隠れてしまうのである。

ともかく、各学校が「平等」を叫んでも、最終的には塾と同じように、模擬試験をやって全体の成績を知らせるのである。このように自分の能力が数字で表されるということに対して、当然勉強が嫌になってくる人が多くなるのは目に見えていることである。それがまた、不登校に向かわせる原因にもなっている。

　ある中学生の女の子は、不登校になって家の人にも黙って、朝家を出て、学校へ行かず友達と遊び、そして夕方帰ってきたり、あるいは朝帰りもしていたものであった。親は変だなと思いつつも、朝学校にちゃんと行くということで、一応納得していたものであった。しかし、もう既に一学期全く行っていない状況であった。

　その子は中学二年生であったが、父親は校長であり、母親もまた中学の教師であった。このような教育一家にあって、彼女は勉強ができなければ親に叱られるという、無言の圧力で苦しんでいたといえよう。この苦しみから逃げるために、学校も行かず、ぶらぶらと遊んでいる仲間の中に入ったのである。夜遅くまで、男女がある家の部屋に集まり、シンナーも吸っていたものである。そして不純異性交遊もみられていたのである。

　ここまできて、やっと担任の先生がその子の父親である校長先生に「あなたのお嬢さんは、実はずっと学校を休んでいたのです」と報告したのであった。父親はびっくりして「なぜ、もっと早くいわなかったのですか」と言うと、「先生は校長先生であるし、やはり言うのが憚《はばか》られたのです」と、これもあまり意味のない、いや、むしろどうせ教えることならば、早く親に知らせるべきことだと思われるのだが、校長だからといって遠慮したというのは理屈にならないものである。

　かくて、その両親は相談に来た。「なんで行かないのでしょうか。なんで私たちを騙したのでしょうか」と、父親も母親もまるでうつ病者のように下を向いていた。彼女が学校に行かない理由はいささかわかりにくい。確かに勉強が辛いということもあったと思われる。そこで私は、父親に「彼女に少し会ってみたいんだけれども、お父さん、話してもらえませんでしょうか」と言うと、「いや、とても来ることはないでしょう。私たちの言うことを全く聞かないのですから」と言うのであった。

しかし翌週、その子は親と一緒にやって来たのであった。「君はなんで学校に行かないんだい」と率直に聞いたものである。

このように「学校に何故行かないのか」と聞くことは、文部省の指導からは外れているのである。不登校の子どもには「登校刺激を与えてはいけない」ということがあって、何も言えないという現状があるのである。そのことによって、学校に行かず、時には家庭内暴力を起こし、そしてひきこもりが多くなっていくということに、文部省は気がつかなかったのであろうか。

今や80万人というひきこもりは、途方もない数となっている。彼らは就職もできず、結婚もできない状態になっているのである。私は「学校に行かせなさい」という刺激を与えるべきではないと同じように思っている。しかし「なぜ行かないのか」ということを一緒に考えることは重要だと思っている。

かくて、その彼女に「なぜ行かないんだろうな」と率直に聞くと、「学校がおもしろくなくなったから」と平気で答えていた。「勉強が嫌だってことかな」「勉強も嫌だし、小学校まではよくできたけど、中学校に入ったらあんまりできなくなっちゃった。こんなんじゃ、勉強する気なくなっちゃうでしょ。私、結構まじめにやったんだもの」と言うのであった。「それよりも先生、この両親を見てどう思います？」「どうって？　特に変わっていると は思えないけど」「そんなことないでしょ。この暗い顔、この顔ですよ。父は校長、母は教師で、この二人がいたら家には明るい笑い声がないんですよ。まるで葬式を毎日やっているみたい」と大胆に述べたのであった。父親は怒りで真っ赤な顔をしていた。母親は下を向いてげんなりとしていた。

「そんなに家が暗くていたくないのか？」「そりゃそうよ。自分は一人っ子で、こんな家にいたら牢獄にいるのと同じじゃない。だから外へ行って、みんなが楽しんでいるところに入りたくなるじゃない。もちろん、その家は両親が水商売をやっていて、朝になって帰ってくるので、夜遅くまでそこで遊べるというところよ。でも、みんな好き放題にしているから楽しいんじゃない。だから私も、親や学校のことも気にしないでいられるなんて理想のところと思っていっているの。先生、おかしくないでしょ、私の言っていること。私よりも、家を暗くしているこの両親の方がおかしい」という、親子の断絶を示しているものであった。

確かに彼女の言っていることは、その内容はともあれ屈託のないものである。自由な人生を謳歌しようという、よく見られる中学生の発言に似ているものである。しかし、その内容というのはシンナー、男女不正交遊というのではとても納得できるものではない。しかし、彼女はそこへ行くことをもう決めていたのであり、誰が言っても止めることはできないものであったろう。

したがって、私は「じゃあ、あなたの好きなようにやってごらんなさい。その方が後悔しないだろうから。ただし、自分の責任は取るんだよ」と述べたものであった。父親も母親も私の考えには賛成であった。母親は「もうこの子は止められないのだから、好きなようにやって欲しい」と言い、父親は「小遣いだけは渡す。しかしそれ以上のことは我々に要求するな」と怒りを抑えつつ述べていた。かくて、彼女はそのグループの中で遊び、朝帰りをすることになったのである。

半年以上も経ったある日、突然彼女から私に電話がかかってきた。「先生、会いたいんだけど」「会いたいというならいくらでも会うよ。じゃあ、いらっしゃよ」と言うと、父親と母親も連れて、彼女は私の外来にやってきた。「先生、やっぱりあそこは駄目だよ。みんな楽しそうな顔をしているけど、本当は将来のことが不安なんだよ。そんなの嫌じゃない。本当の意味で楽しければいいけど」「だって、君が選んだところじゃないか」「行ってみなければわからないものなのよ」と、彼女のあっけらかんとした言い方で、相変わらず主張したものである。

「じゃあ、どうするんだ?」「だから学校に戻るよ。高校ぐらい出ておかないと大変だから、高校に入るわ」と実に現実的なことを述べたものである。確かに今の日本では、中学卒では厳しいものである。職は少ない。あるいは資格を取るにしても、中学卒ではなかなか厳しいのである。生きて行くには、やはり高校まで行かないとなかなか厳しい。もちろん、自営業であったり、手仕事であれば、中卒でもうまくいくのであるが、この不景気ではそんなわけにはいかない。

かくて、彼女は自分がそれを経験したが故に、その内容をよく知り、そんなところにいては自分が生きられない状況になるということを肌で、そしてまた自分の目で感じ取ってきたのである。やがて、彼女は自分から中学校に再登校し始めたのであった。

両親が喜んだかというと、両親は気が抜けたようにぼーっとしていた。「今さら行っても」と父親が言っていた。母親も「私たちをあそこまで侮辱しておいて、行くときはせっせと行くというのも割り切れない気がしますね」と述べていたものであった。

私は、確かに危険の多い選択をしたと思うが、自分のやるところをやってみて、そして自分の人生の結論を出すという意味では、むしろいい側面もあると私は感じている。今の学校は社会との接点をことごとく断ち切り、ただただ塾に行かせ、せいぜい遊ぶとしてもディズニーランドに行くのが関の山という生活であり、社会の実際、働くこと、父親が働くこと、母親が働くこと、という社会の風が入ってこないように生きているのである。このような、学校が子どもを社会から閉じこめるようなあり方は、決して妥当なことではない。

昔は、農民の子どもたちは、田植えや稲刈りの時期には学校を休むことが許されていた。そのことによって、彼らは子どもといえども大人と一線に立って働く人間としての自覚を持ち、時には喜びさえしたものである。

私も自分の家が八百屋であったので、いつも仕事をさせられたし、借金取りといって、昔は多くは直接その場でお金を払わず、月末に取りに行くのである。その借金取りをするのが私の仕事であった。しかし、大人というのは結構ずるいものであり、その借金取りの日には、みんな逃げていたものである。また「あんたのところで売っていた野菜は腐っていたわよ」というような嫌味もさんざん言われたものである。しかし、ここで私は社会の中にいる自分を感じることができ、どこかで喜んでいたような気がするものである。もちろん、それをやると小遣い100円をもらったものである。

また別な例をみてみよう。

ある男の子は受験校に入ったのであるが、その学校で最初の面接の時に「君はどういう大学に行きたいのか」と聞かれたのだという。そもそも純粋な彼は「私はこの学校に来て学校生活を楽しもうというのに、なぜ大学のことをもう問題にするのですか」と先生に食ってかかったのである。このことはある意味で彼個有の考えであり、私は納得できるものであった。そして、彼は親や学校の先生の心配を外に学校をやめてしまった。

彼自身、ピアノがきわめてうまかったので、バンドを作り、ロックのグループを作ったのである。父親と母親は私のところに来て、「どうしてああいうことがおもしろいんでしょうかね。高校を出て大学に行けば、それだけ安全な生活ができるのに。何を言ってももう聞きません」と、ここでも子どもの頑固さに親は嘆くという風景であった。

彼は毎日のようにピアノの練習に明け暮れ、そして時にイベントや学校の文化祭などでロックを仲間に披露したものであった。彼はその学校をやめたが、文化祭に招かれていたのであった。父親と母親はこっそり、彼が演奏する場面を見に行ったのであった。するとたくさんの生徒たちが集まり、大変な拍手のもとに彼が現れ、彼がピアノを弾きながらボーカルもやるという、ロックを演奏し始めた。演奏が始まると多くの人が手を叩いて、踊りも交えて聞き入っていたものであった。

その喜びをみて、「こんなに人が喜ぶのなら、これはこれでいいではないか」と父親は言ったものであった。この父親もなかなか理解のある父親であった。こんなふうに言う父親は、今ではきわめて珍しいものである。無理矢理学校へ行かせようと、大変な喧嘩をするのが普通である。それを「人が喜んでいるのなら、ロックもいいではないか」と言ってくれるのである。かくて、彼は順調にピアノとロックに夢中になっていくのであった。

これもまた、半年以上経った時、彼は私に電話をかけてきて、会いたいと言ってきたので会うことになった。すると彼は「先生、やっぱり私は自分の能力を信じていたけど、本当のロックグループに出会うと、彼らは天才的にうまいですよ。特にジャズ系の人はとてもかなわないです。彼らはどこかで習うというのではなく、自分で一人勝手にピアノを弾いてあそこまで腕が伸びていくんですから、ほとんど天才といってもいい人ばっかりですよ。私は自分の能力がわかりました。私は趣味としてピアノをやっていきたいと思う。だから学校に戻りたいのです」「君はそこまで考えたのか。ではこれからどうするんだ？」「私は高校に戻り、大学に行くでしょう。そして自分の趣味でピアノを楽しむでしょう。だから学校に戻ります。でも、もうやめたので別の高校を受け直さなければいけないと思うんです」「いや、君は本当はやめていないんだよ。私はお父さんを止めたんだ。彼はどうなるかわからないから、退学届は出さないでくれ。休学届にしてくれと言ったんだよ。

君には悪いけど、大人のずるい考えかもしれなかったけどな」「先生、どうもありがとう。じゃあ、僕は戻れるんだ。本当にありがとう。ともあれ本当の自分を知ることができたよ、先生。これも経験しなければわからないね」と、彼は明るく去っていった。

また、ある高校一年生の女の子は、自分の行きたかった第一志望の受験校に落ちて、第二志望の公立高校に入った。しかし一学期も経たないうちに、彼女は不登校になってしまった。彼女と会ってみて「なんで行きたくないのかな」と聞いても全く無言のままであった。これも不登校の人たちの一典型である。何を言っても、「さあ、わかんない」で真っ当に答えてくれないことはよくみられるものである。

結局、母親と話したのであるが、「この子は私の失敗なのです。私が彼女に期待過剰だったのです。私は弁護士になりたかったのですが、大学に行けなかったのです。そのため彼女に期待し、一流の大学に入ってもらいたいということで、その付属高校を受けさせたのです。確かに、塾に行っている間は合格圏内の能力を示していたのですが、運悪く受験に失敗してしまったのです。それ以来、彼女は気力が全くなくなってしまったのです。私はその姿を見ていると、彼女の気持ちがよくわかるのです。疲労感、何もかも全て勉強しなければならないという、このむちゃくちゃな受験に。彼女は勉強のおもしろさを失ってしまったのです。それでも学校に入ればなんとかなると思っていたのでしょうが、落ちてしまったので、どうしていいかわからなくなったのだと思います。だから私は、彼女が学校に行かないのなら、行かないままでいいと思うのです。そして自分の道を見つけてくれればいいと思います」と、母親は言うのであった。

しかし、母親の本当の心は「高校に行って欲しい」というのが本音であり、彼女は心の中で泣いていたのであった。自分の子どもを自分が犠牲にしたのだという、罪悪感が母親にはみられたものである。

その後、彼女がふとパン屋さんにアルバイトに出たのであった。近所のパン屋さんである。母親はびっくりしていたが、彼女に任せようということで、全く干渉しなかった。私も「それはおもしろいじゃないですか。やってみたらいいですよ」と言った。学校ではアルバイトは禁止されていたが、私はこれはアルバイトではなく、彼女の人生体験を広げようという試みであり、決してアルバイトとして見るべきではないと思っていた。いや、アルバイトですら、高校で許可していいのではないかと思うのである。つまり、社会を知らないでいる高校生や中学生というのは、ある意味で問題であると思われる。勉強というのは、単に教科書を開くことではない。自分の体験で社会を知っていくものでもあるべきだと考えているからである。

彼女はすぐに辞めるのかと思ったら、延々と続き、とうとう高校を中退し、そこに勤めたのであった。決して不幸そうな顔をしていなかった。むしろ、楽しそうにパン屋で働いていたのである。母親も「本人がいいというならそれでいいでしょう。私はそれでいいと思っているんです」と納得したようであった。かくて、彼女は高校を中退してパン屋さんの売り子になったのである。というと、いかにも彼女が不憫だというように私が述べたように聞こえるものであるが、確かに、知的に優秀であることがわかっているこの子だけに、パン屋さんですむだろうかという、私も母親と同じような不安を持ったものである。しかし、あの元気そうな顔を見るならば、これでいいのだ、これでいいのだ、と私も母親と同じような気持ちで彼女を認めたものであった。

また、あるこれも高校二年生の女の子は、「自分は数学の先生になろうと思ったけれども、この高校に来てみたら、みんな数学がよくできるので、自分は平凡な能力だとわかったのです」といって不登校を起こし、「どうせ大学に行かないのならば、高校も行かなくていいです」と言っていたものであった。

彼女は家にいても退屈なので、そのうちに歯医者の助手をやり始めた。歯科助手ということである。しかし、彼女はそこで世の中の矛盾を転々と経験せざるを得なかった。

最初に入った歯科医院では、別の歯科助手と歯科医が特別な恋愛関係にあり、つまり不倫ということであるが、それを見せつけられて彼女は参ってしまったのである。そして二ヶ月で辞めた。次の所では、叱られてばかりいた。「不器用だ」「機転がきかない」といって叱られる日が延々と続き、これも三ヶ月で辞めたのであった。

家でのんびりと、お嬢さんっぽく生きていた彼女が、世の中に入るとともに、瞬く間に大人社会の残酷さに直面せざるを得なかったのである。そして、とうとう彼女は「やはり学校に戻る。学校ってこんなに楽なところとは知らなかった」と泣いていたものであった。

このような例を考えてみると、学校の生徒を学校にだけ縛りつけることはとても危ないことだと思う。やはり社会と関係を持ち、社会の中で自分はいかなる立場なのか、その子なりに想像するものである。そのことが、勉強をなぜしなければいけないのか、なぜ大学に行かなければならないのか、というような問題をより具体的に考えることになることと思われる。ただ単に、親が行けといったから高校に行き、そして大学に行くというのでは、実に幼稚な、大学をディズニーランドと心得ている学生たちで一杯にしているのである。

そして、会社に入った時、会社こそまさに実力社会であり、小学校の先生の話のように、100メートルを80メートルまで一生懸命走り、その後は待って、みんなで手をつないで入ってくるというような、そんな偽善的な社会ではないということを知るのである。今の会社は景気が悪いので、実力本位でしか会社にいられない。実力なき者は去ってしまうのである。

そのような学校を通じて、やがて会社に入った時に、世の中は実力主義だと知って驚いている若者が多いものである。学校のように偽善的な平等などというものは、およそないのである。だからこそ自分の能力を磨き、自分個有の能力をみつけることがとても重要であることを我々は知るべきである。80万人のひきこもりは、このような社会を実際に知るプロセスで、自分の生き方を見つけることが可能であれば、今よりは減るはずである。

2・昨今の風俗という職業

昨今、私の外来にもずいぶん風俗嬢が来るようになったものである。しかし風俗嬢というと、風俗を専門にやっているように聞こえるのであるが、私のところに来る風俗の女性というのは、「金がないので仕方なくやっている」という人たちが大部分である。好きではやっていない。つまり、金がありさえすれば、それによって自立ができさえすれば、その職業はやりたくないというのである。ある意味で十分わかるものである。そしてこの風俗嬢の人たちを、根っから怪しげなることをするにふさわしい、崩れた人々かと思うと、必ずしも全てが崩れた生活ではない。

大学生のAさんは、お金がなくなるとキャバクラで働く。あるいは援助交際をするのである。しかし日常生活ではそれ以外、とりたてて問題のある性格ではない。むしろ心優しい、そして宗教を信じている女性である。ただ、大学に行こうとはしない。もはや勉強の意欲を失ったかのようである。

彼女の場合、父親と母親はきわめて真っ当な人である。したがってこういう風俗に入る典型例ではない。かくて、風俗業によってお金を貯め、彼女は一人暮らしを始める。そしてまもなく結婚をするのであるが、結婚とともに風俗の生活は完全に辞めている。楽しそうで平和である。今は子どもを一人育てている。

また、Bさんは風俗嬢の中でもソープランドが主である。そう聞いただけでも、こちらの方が身を引くものであるが、初めは主治医をからかうような、それでいて少し甘えるような雰囲気があり、注意深く見ていたものである。やがて彼女は絵を描き、次々とそれを持ってくる。その絵は実にうまいのである。「君は絵をどこかで習ったのかい？」と聞くと、「いいえ。自分で好きだから描いているの。暇な時は描くのよ」と淡々と答えるのみであるが、その技術は相当な高さを持っていた。私は、彼女がソープランドに勤めるというイメージと、全くかけ離れた趣味にびっくりしたものである。彼女もそれに気づいたように「先生、私を風俗だと思って馬鹿にしているんでしょう。でも、私は自分の好きなように生きているし、好きなように絵を描いている。風俗嬢だなんていう目で見ないで。一人一人違うんだから」と述べたのだった。

確かに、私が絵のうまさにびっくりした頃から、Bさんは風俗嬢からの別の仕事に変わったのである。昼間、パソコンの派遣社員になったのである。もちろん収入は半分以下である。でも、彼女は精一杯、自分が単なる風俗嬢ではないということを私に証明したいという、強い熱意を持っていたものである。

彼女の両親は離婚しており、母親と住んでいる。離婚というのも、この風俗嬢たちにきわめて多いものである。したがって、経済的に苦しいというのが一般的な彼らの生活である。もちろん、本格的に風俗をやって安定している人は私の外来に来ないものである。それはそれなりに納得し、ほとんどお金のため、子どもの養育のため、という形で風俗をやっているようである。

しかしこのような風俗の人たちには、大体その後ろには夫とは別の男性がくっついていることが多い。このBさんも、いつも男の人がいたものである。入院しても、病院の中に入ってきたりしたので、私はそれを制し、「病院の中に入ってこないで欲しい」と言ったが、彼は病院の他の患者にも「風俗をやらないか」と誘ったりするので、私としてはたまったものではなかった。私の注意で、その男性はようやく病院の中には入ってこなくなり、病院の外でうろうろしていたものであった。

この風俗嬢にしても、一人で生きればいいではないかというが、やはり大体は表面は目立たないが、やくざ系の人が絡んでいることが多い。同じやくざ系の人に守られていることによって、そこの職業が安全に確保できるということが、彼女たちにヒモのようについている男性がいる根拠である。

またCさんは、高校を中退している。大体、中退というのが多い。最初のAさんは大学中退であり、次のBさんは高校中退であり、これから話そうとするCさんも高校中退である。

彼女は相当古くから私のところにかかっていた。非常に不安定で、私はボーダーラインと診断をつけたものである。実際、多くの人はボーダーライン系である。AさんにしてもBさんにしても、Cさんにしても、私はボーダーラインと診断をつけていたのである。

ボーダーラインの人は、真っ当な仕事を根気よく続けるということはとても辛いものである。いつも転々とし、外来の治療にしても来たり来なかったり、それもてんでんばらばらであり、治療意欲をみせたかと思うと、治療意欲を全く失ってしまう、という変化も大きいものである。

このCさんは、父親と母親は揃っていたが、父親はアルコール依存症であった。母親はうつ病であった。そして彼女はボーダーラインであった。ということで、この家族全員を治療の対象にしなければならなかった。しかも私と接していながら、彼女は重要な秘密を隠していた。彼女がある時突然、外来の机の上に伏して泣いたのである。「どうしたんだい？」と聞くと「先生、私は途方もなくひどいことをお父さんにされたんです」と言って子どものように泣く。

それは彼女が12、3歳の頃、父親にレイプをされたというのである。これは実に残酷なことである。つまり、自分の父親を愛していながら、その父親に性的関係を強要されたのである。彼女は、父親としての保護と優しさを父親に求めていただけなのである。その父親にレイプされるということは、父親に対して激しい怒りを感ずることになる。つまり、父親として可愛がって、ということと、レイプされた憎しみが統合されないまま、2つの体験が平衡して存在していたのである。

彼女はそれまで、父親のレイプというものを一生懸命隠そうとしていた。いや、気がつかないようにしようとしていた。そのために、彼女は一応表面は真っ当な人生を生きていたのであるが、やがて高校に行けなくなると、男性の誘いで風俗の世界に入っていった。

彼女の性格は本来非常に甘えが強く、その甘えが強いということで風俗の男性に依存し、結局風俗に入っていくのであった。そしてお金がない。父親はアルコール依存症で、ほとんど真っ当な仕事はない。母親はうつ病で働けないとなると、彼女が風俗でお金を稼ぐしかないのであった。

私は父親に会った時に、「お父さん、彼女をレイプしたというのは本当でしょうか」と言うと、父親はがくっと肩を落として「そうです。2、3回あったと思います。そのことをあの子が言ったんでしょうか？」「そうです」「本当に申し訳ないと思っています。どうしてあんなことをしたんだろうと、今になって思うのです。アルコールを飲んでいたということが関係したのでしょうか。でも、私が彼女の人生を汚れたものにしてしまったことは確かです」と語っていたものである。その父親も、その一年後には胃癌となって、全身に癌が転移して亡くなっている。

母親は、再びうつ病となって入院してしまった。彼女自身も風俗を一時辞めて病院に入院している。しかし彼女が入院することは、シンナー、覚醒剤を使っているだけに、他の患者への影響が考えられるので、私は注意深く、できるだけ入院しないようにと頑張ったが、看護婦さんたちはとても嫌がっていたものである。でも、これ以上彼女を放っておくと自殺の可能性があるので、何とか入れて欲しいということで入れたものであった。

しかし案の定、彼女の男は病院の周りをうろついていた。そして彼女自身がその男からシンナーをもらい、病院の中でふらふらと、まるで娼婦のように歩いていたものである。病院からの連絡で彼女に会い、「君、シンナーをやらないというのが約束で入院だったんだよ。それを忘れたのかい？」と言うと、「先生、シンナーって気持ちいいんだもん。そんな固いこと言わないで。いいじゃない。退院なんかしないわよ。ここの方が楽だもん」と平然としていた。しかし、もはや看護婦さんたちの反対を押し切ることができず、やむを得ず彼女を退院させるしかなかった。泣きながら「先生を信頼していたのに」と言う。「私の信頼を勝ち取るのだったら、シンナーをやめればよかったじゃないか」というやりとりをしながら、彼女は病院を出ていったのであった。

彼女はソープ嬢でもあり、多くの男性を相手にしていたようである。そして性病にもかかっていた。衛生上の問題を全く考慮しないのである。むしろお客さんから電話がかかってきて、「俺が性病にかかったのだから、お前も性病にかかっているはずだ」というような、名前を明らかにしない電話を彼女の入院中に受け取ったものであった。その性病の治療もせざるを得なかった。

このような彼女は、私にしてみれば「欲望という名の電車」というテネシー・ウィリアムズの映画の主人公、ビビアン・リーを思い出させるものであった。「欲望という名の電車」、その欲望の果てには狂気があるばかりであった。彼女もまた、この道を行けば狂気の道しかないではないか、と思えるものであった。その後退院してからの彼女は、私の外来に来ることはなかった。遠い病院の方に行ったようである。

このように父親がレイプして、しかもアルコール依存症で仕事がない、母親はうつ病という中で、彼女は頼るべき何者もいなかったのである。しかも愛していた父親からレイプされるということは、父親に頼ることはできないことであった。したがって、自分が生きるために風俗の世界に入るしかないものであった。気が弱く、男性に誘われると、いつもそれに乗って行ってしまう彼女であるが、本当の心はきわめて優しいものであり、また可愛い側面と純粋な側面を十分持っていた。したがって、彼女がこのような堕落への道へ行くことは、私には忍びがたいものを感じさせたものであった。

Tさんは夫と一緒に私の外来に来た。彼女はソープ嬢として働いていて、その疲労のためにうつ病になったからであった。彼女がソープで働くのは、夫の稼ぎが少ないのでやむを得ないということであった。夫も同じ店で働いており、二人で経営しているのであった。このような形は私はあまり聞いたことはないが、夫婦で納得してソープランドの店をやっていたのであった。

夫もきわめて真面目であり、「妻にこんなことはさせたくないのですが、私の稼ぎが少ないのです。学歴もないものですから」と情けない顔をしていた。妻は、ソープランドで働くことに対するやましさを一つも持っていなかった。ただ、あまりにも疲労が激しくて、もう何もできない、といううつ病が彼女の一番の悩みであった。

病院にしばし入院し、うつ病は完全に消えていったものである。しかし、その果てはまたソープランドに戻るしかないのである。彼女は「ソープランドでの働きはあまりにも辛い。肉体的に疲れてしまう。何か別の仕事をしたいのだけど、何の取り柄もなくて」というようなことを話していたが、なかなか今の不景気な世の中では妥当な仕事は見つからないものであった。そして再び、夫とソープランドで働き始めたのである。

彼女も今まで述べた女性と同じように、決して悪びれた顔ではなかった。むしろ純粋といった方がいいかもしれない。「今の世の中は、女性がちゃんと収入を得るにはこんな道しかないのかな」と私につくづく感じさせるものであった。

Eさんは一人で暮らしている。しかし父親も母親もいなかった。両親が離婚して、父親から離れ、母親の元にいたのであるが、彼女が中学校の時に、その母親は自殺してこの世を去っている。そのようなところに取り残されて、Eさんは仕方なくストリップで働くようになった。

私と関わる接点というのは、彼女は私の外来に「多重人格ではないか、という心配があるので来ました」ということであった。彼女は自分の職業に対し、何ら恥じることなく平然と私に伝えた。その方が私たちも気が楽である。「ただ時々、お客さんから自分の名前ではない声で呼ばれることがある。何でだかわからないな」と思っていたという。私は催眠で、別の名前で呼ばれることがあるという女性に呼びかけ、出してみようとした。十分前後の時間がかかったが、やっと出たのであった。それは8歳の女の子であった。出た瞬間から涙を流して、ただ泣くだけの女の子であった。

彼女には言うに言えぬトラウマがあったに違いない。それは十分に話してくれはしなかった。恐らく本当に治療がなされるためには、この虐待のことを私に話し、虐待の重荷が少しでも軽くなることが必要である。それがまた、多重人格の治療でもあると思っている。しかし無理はしてはいけない。トラウマを一挙に思い出すと、逆にもっと多重になってしまう可能性もあるからである。

彼女は私に「先生、たまには私のお店に来て、私を見てよ」と、にっこり笑って外来を去っていった。なんという無垢で、なんという純粋な子であろうかと、つくづく思ったものである。確かに、17、8の女の子が家族もなく生きるにはこの道しかないではないか、と私も思ったものである。

このように数多くの風俗嬢に出会うことになるのも、最近の不景気のなせるわざであり、したがって私はそのような患者を多く診ることになったのである。そして以前とは違って、彼女たちはきわめて純粋であり、生きるための仕方なしの風俗労働なのである。心は優しい。しかし気が弱いのが彼女たちの特徴であり、すぐに誘惑されてしまうのである。それは親がそれなりのちゃんとした働きをなしていない、いや親がいないということから、自分の一貫した生き方を確立することに失敗しているように思われた。

風俗嬢の治療をしていると、私たちも心が少なからず動かされるものである。つまり、そうせざるを得ない必然性を知れば知るほど、私たちは彼女らの職業について、とても批判する立場になれるものではない。しかし彼女たちの根本にある明るさ、純粋さは私をホッとさせるものでもある。

私は時々言うのである。「普通の人より、あなた方の方がよほど純粋だよ」と言うと、彼女たちは「私たちもそう思っているんですよ。普通の人の方がずるく、騙すでしょ。今現在の外務省の問題だって嘘ばっかりでしょう。お金を勝手に利用したり、人の税金を勝手に横領したり。国会議員だって役人だって何をやっているかわからないですよ。普通の人の方が嘘つきであり、野心家であり、人を犠牲にする人が多いじゃないですか。私たちはそんなことしませんよ。こんな職業って馬鹿にされるかもしれないけど。人の物を取らないという意味では、私たちの方が純粋だと思うし、心はきれいよ」と述べるものであった。

確かに私もそう思うものであり、このような彼女たちの主張がちゃんと通るという社会は、社会の方がある意味で問題なのである。人間の尊さというものを、根本から崩しているものである。役人、国会議員、また地方に行けば県会議員、市会議員、みな何をやっているのかと、私は怒りを持って問わざるを得ないことが多い。

ある地方都市で、「この地方はよくお金がばらまかれて、それで国会議員を選ぶんですよね」と皮肉っぽく言うと、しーんと静まったものであった。そして案の定、国会議員の選挙の時には、その地区の金の買収が新聞に大きく出ていた。私がそこで言ったとしても、何ら金による買収には影響をもたらさないのは仕方ないにしても、せめてそこにいた聴衆に影響を与えたかった。それほどまでに金と選挙が深く結びつき、買収されているのである。この彼らの一見良心的な市民の裏にある、金で操られて選挙をするということは、日本の社会は本当にある意味で頽廃しているのではないかと思わせる。

戦後の日本の文化の発展は、この地点に至る道であったのだろうか。我々はもっと文化的に開かれて、理性と人権意識を持って生きるような世界を目指していたのではなかったのか。ものの豊かさの繁栄は、結局は我々の心の堕落を呼んでいるのである。それは一般市民の中にこそ、そして国会議員、県会議員、市会議員、あるいは役人の中にこそ、あられもなく現れているのである。

このような人たちに比べると、私は風俗嬢の方が汚れながらも天使のように映るものであった。

3・不登校およびひきこもり、さらにモラルの低下

不登校からひきこもりになることが、昨今は非常に多い。ある学校では、一学年で50人もやめてしまうのである。もちろん公立高校である。そのような学校で「不登校の話をして欲しい」と言われ、行ったことがあるが、一学年で50人もやめるところで不登校の話をしても、全く意味がないように思えたものである。

実際、不登校の話をすると、その学校の先生から「ここでは不登校なんて問題以前なんだ。授業中飛び出ていって、男はカツアゲをし、女は新宿で売春をするんだ。それを止めるのはどうすればいいのだ？」と、突然手を挙げて聞かれたものであった。私は唖然としてしまった。そのレベルになると、私は答えるだけの知識もないし、経験もないものであった。正直なところ、私は「カツアゲ」という言葉も当時知らなかった。何か悪いことだろうとしか感じなかったのである。恥ずかしかったが、「カツアゲとはどういうことですか？」と逆に聞いたら、学校の先生に大笑いをされてしまった。こんなだらしない精神科医では問題なのであるが、病院レベルでは「カツアゲ」などということはほとんど問

題になってこないので、私は知らないわけである。

このような学校が、一体学校として機能しているのであろうか。いや、例の「学校崩壊」といってもよいレベルである。いじめや不登校などというものが問題になるレベルではないのである。そして不登校の子どもたちは、やがてひきこもったり、非行グループに入ったりすることが多い。

どちらかというと、ひきこもりは中より上の高校で起こることが多い。しかもひきこもると、ほとんどパソコンに夢中になっていってしまうのである。いろいろな不登校サイト、ひきこもりサイトに入り込み、さまざまな意見が交流することになる。彼らは孤独であっただけに、ひきこもりサイトに入るととてもほっとするのである。しかしそれは2ヶ月くらいしか続かない。3ヶ月ぐらい経つと、そこに自分がどんどん入っていくにつれて、同じようなひきこもりの人からものすごい罵倒を浴びたり、批判されたりして、インターネットをやっている人自身が、今度は腹が立ってきて家の物を壊したり、家庭内暴力が誘発されてしまうのである。

そのようなことで私たちの外来に来るのであるが、大体1回か2回しか来ないものである。親に連れられてやっと来たという感じであるが、下を向いて、ほとんど私たちの方を見ることはない。「何で学校に行かなかったのかな」と聞いても「友達がいないし、何となくみんなに馬鹿にされたし、いじめが多いんですよね」という。

ほとんどのひきこもりの人たちは、このいじめというものをまずとりあげるものである。しかしそのいじめも、自分が彼らとうまく交われないために起こることが多いように思われる。普通いじめというと、いじめる方が悪いと言いたいのであるが、彼らを見ているとそうとも言えないのである。

彼らは対人関係が乏しいので、グループ活動ができない。みんなと一緒に何かをやるという共同作業、あるいは運動会や修学旅行といったイベントでグループに入る時に、彼らは結局、自然にはじき出されてしまう。はじき出した方ははじき出そうと思っていないのである。つまり、彼らに何かと仕事をさせたいのであるが、やってくれないということになれば、結局はじき出すしかないことになるのである。

かくて、はじき出された方は「いじめに遭った」と言って、深く友達や学校に恨みを抱くのである。そしてひきこもりになる。彼らは概して知的レベルが高く、ひきこもって時間が有り余るほどあるので、パソコンに馴染むことになるものである。彼らの唯一の友達はパソコンである。そしてパソコンを通じての他者である。それには顔もなければ、名前も本当の名前ではない。このような無名な人との交流で、彼らはしばしば生き甲斐を得るのである。しかしそのパソコンにおいても、自分が罵倒され、攻撃されることによって、結局はまた一人に戻るのであるが、やがてまたパソコンをやり始めるという、そういうリズムで生きているのである。

彼らに、既に述べたようにいろいろ話を聞いてみても、その恐るべき自尊心に私は呆れてしまう。「自分は頭はいいのだけど、周りが自分を理解してくれない。学校の先生も自分のような繊細で深い考えを持った人間のことをわかってくれない」と平然と述べるのである。「そんなことを言う前に、自分が学校に適応していないということをまず問題にすべきではないか」と言うと、大体怒ってしまう。そしてもはや二度と来なくなるので、私もあまりその辺のことを直接聞かず、静かに受容的に聞くことにしているものであるが、この計り知れない自尊心、つまり我々がいうところの「自己愛性人格障害」の強さに驚かされるものである。これでは仲間に入れないというのは、誰でもがよくわかることである。決していじめではない。彼ら自身が対人関係を学んでこなかったツケがまわってきたのである、と思っている。

大体、親に聞いてみても「小さい時勉強ができるものですから、これでうまくいくと思ったら、途中で、人とうまく接触できない、人と会うのが嫌だ、対人恐怖がある、などということで学校に行かなくなったなんて、全く私たちの予想外のことでした」と述べるものである。

彼らのひきこもりは、「自分の自尊心が傷つけられるくらいならば、そこには行かないで自分の家にいた方が自尊心は保てる」という側面があることを理解しなければならない。つまりは「自己愛の問題」と言ってよいのである。

自己愛性人格障害というのは、「自分は誰よりも能力が高い」、あるいは女性の場合なら「自分は誰よりも美しい」と高い自尊心を掲げている。そしてそのような自分をわかってくれるのは、自分と同じほどの能力のある人でないとわからないものだ、と考えているのである。

彼らは、過度な賞賛をいつも要求しているものであり、それが来ないとなるとイライラして人に当たってしまうものである。自分は特別な人間だから、自分には特別有利な計らいがあって当然だと思い込んでいる。ということになれば、学校では、特別な計らいがその個人に与えられることはない。となれば、学校に不適応を起こすのはさもありなんと思えることである。

そしてまた、自分の目的を果たすために、いいように、つまり利己的に他人を利用するということになれば、人とのつながりはやがて消えていってしまうものである。そして最も重要なことは、共感する力に欠けている、人の気持ちがわからない、人の感情がわからないということなのである。

このような自己愛性人格障害の人たちは、普通は思春期から青年期、成人期と、人間が成長していくにつれて多くなってくるものである。したがって小学校、中学校では、この自己愛性人格障害はあまりみられるものではない。分離不安を伴いながら「人から傷つけられるのではないか」と怯えてしまうような、回避性人格障害が主たるものである。その中から、やがて現れてくるのが自己愛性人格障害の人たちである。むしろ会社員の出社拒否、あるいは会社を辞めてしまう人の中に、この自己愛性人格障害の人たちが多いものである。

アメリカでは、自己愛は親の冷たさや虐待というものが主たる発生する理由であるが、日本では虐待や親の冷たさというものはおよそ少ないものであり、わずか数パーセントといってよいものである。ほとんどが過保護で生み出される。小さい時から「この子を大事に育てなければいけない」ということになると、少子化であってみれば、子どもたちはみな「自分は偉い」「自分はここの王子さまである」という雰囲気に包まれてしまい、「自分は特別な人間である」ということが、親からの暗示で成立していってしまうのである。それでは学校という集団生活に馴染める人間が作られるわけはない。

しかも人と馴染めなくても、パソコンという情報機器が彼らの孤独や、彼らの傲慢な自尊心を守るのである。ここでも、パソコンはきわめて現代に必要不可欠な機械であるにしても、かえってそれがその人の自尊心を守ったり、あるいは自閉を守ったりするということになれば、何の役に立っているのかが不明になる。つまり、彼らを社会にいっそう出にくくしてしまう、悪しき機械ということになってしまうのである。

社会に出ず、何も社会に貢献しない、また税金も払うことができない思春期・青年期の若い人たちが、自分の実力で自尊心を獲得するならば問題ないが、親から与えられた暗示で自尊心を高めてしまい、それを自由気ままに発揮するというのは社会の崩壊につながるものである。

又別の話をしてみよう。

ある不登校の女子高生が紹介されてきた。彼女はほとんど自分の家におらず、男友達のところにずっと寝泊まりをして生活していたという。この女性が泊まるということを、なぜ相手の親は心配しないのであろうか。全く心配していないのである。むしろ「結婚したらいいではないか」などと考えているものであり、また「自分の店の仕事を手伝ってくれるので便利だ」とすら考えているのであった。

この女性の家も自営業であるが、教育熱心な家である。しかし中学、高校と向かうにつれて、彼女の学力はどんどん低下し、結局「おもしろくない」といって、不登校になってしまったのである。とりたてて学力以外に理由はないというところが、この子特有の素朴な不登校であった。したがっていじめもなければ、いや、むしろ彼女の方がいじめるぐらいの強さを持っていた。かくて高校生でありながら、その男性の家で同棲生活が始まったのである。

私は彼女の親からの紹介で、彼女と会うことになった。彼女の部屋に入っていくと、やはり例にもれず、きわめて整理ができていない部屋であった。彼女に「こんにちは。君は学校に行かないんだって？」という話から聞いてみると、彼女は率直に「行ってないわよ。おもしろくないもの」と言うのであった。「じゃあ、おもしろくないから彼氏のところに泊まっているんだ」と言うと「そう。ここはね、お父さんもおじいちゃんもお母さんも、みんなうるさいの。私の顔を見ればすぐに批判するの。だから私には居場所がないのよ。仕方ないから彼のところに行っているの」と言うのであった。それならばそれで、話し合えば解決するのではないかと思われるようなレベルだと、私には思えたものである。

そこで私は「私が君の親やおじいちゃんが何かと批判してくるのを全部止めたら、君は家に戻れるということなのかい？　つまり、お父さんやお母さんが自分の顔を見ればすぐに文句を言ってくるから、自分はよそに行かなければいけない、ということならば、お父さんお母さんが文句を言わなければ、君はここに戻ってこれるというんだね」と言うと

「そうですよ、帰ってきますよ」という。そこで私は、家族の人たちに「一切ことがあっても直接彼女にぶつけないこと、もし不満があるならば私に言って欲しい。私を通じて、私が彼女に言うことにしましょう」ということに決まった。

そして実際、両親や祖父が全く彼女に批判することがなくなった時、彼女は家に戻り、そして翌日から「学校へ行く」と言い出したのには驚かされたものであった。私は「こんなにうまくいくとは思えなかった」とほくそ笑んでいたものであった。彼女は試験すら受けにいったのである。やれやれと、私は肩の力を抜くことができたものである。後は少しずつ電話で連絡し合って、卒業できればいいのだがなぁと思っていた。

しかし突然、彼女から電話がかかってきた。「先生、私妊娠しているみたい。どうしたらいい？」「それは堕すしかないでしょう」「先生、親にわからないように堕したいんだけど」と言ってきた。「私が病院を紹介するから、そこで堕しなさい」ということになり、そこの病院へ行ったのであるが、既に胎児は三ヶ月をゆうに過ぎており、軽く人工流産はできない状態であった。つまりもっと大きな病院で、手術という形で人工流産を図るしかないのである。そのことは私にも非常にショックであった。せっかくうまくいっていたのに、ここでまた滅茶苦茶になってしまう、と思わざるを得ないからであった。仕方なく大きな病院を探し、そこで人工流産を図るしかないものであった。

そのことで彼女に「手術という形になるので、ここの病院に行きなさい」と指導したものであったが、それでも「親に言わないでくれ」と言っていたものである。しかし親に言わずに、このような手術的な人工流産をすることは、それは無理であると彼女に告げた。金銭的にも、とても彼女が働いて返しきれるものではないし、私が援助してなどということも全くできないはずである。仕方なく、私は親に伝えたのである。親のショックは計り知れないものであった。次から次へと来るショックで、父親は本当にうつ病のようになり、母親は何も言葉が出ない状態になっていた。なぜに、このように弱い両親を苦しめ続けなければならないのだろうかと、私すら彼女に怒りを覚えたものである。

このようならば、本人が無理に学校に行かなくても私はよいと思う。ただし、自分の責任で生きられる形を作らねばならないし、少なくともモラルをちゃんと学ばなければならない。幼い生命を失うという悲しみが、彼女にはわかっているのであろうか。胎児の心臓の音を産婦人科医が聞かせても、彼女はさしたる顔もなく、「あ、そう」という返事で終わっていたという。つまり、命を失うことの感覚が欠如しているのである。

こうした人工流産の時には、女性は泣くことが多い。悲しみに暮れることが多い。うつ病なることも多いのである。私はうつ病になるくらいの人の方が、むしろ人間的であると思う。しかし彼女はけろっとしている。ただお金の問題、親にみつかったらどうしよう、ということしか考えていない。このような軽い考え方、モラルの欠如は、私を深く悲しませるものである。親はきわめてモラルの高い家庭である。そのモラルが高いが故に、その息苦しさに耐えきれず、彼女は家を出たといってもよい側面がある。

モラルの学習の欠如、これはまさに今、学校の生徒たちに起こっていることなのである。もちろん親の指導が重要であるが、学校の先生方も、このモラルの低下に必死に立ち向かうはずであろう。それがなければ、子どもたちの間違った人生が次々と発生してしまうものと思う。

私は「モラルを大切にしよう」などという言い方は、嫌いである。モラルは自分が作り上げていく倫理的基準であり、それができない人は一人前ではないと思っているので、あえて「モラルを学ぼう」などと言う立場ではない。しかし、昨今の子どもたちや生徒たち、学生たちを見ると、「モラルを守ろう」「モラルを教えて欲しい」と思わずにはいられない。私の学生の頃は、例の道徳教育というおぞましい授業があった。皆にとって、最悪の授業であった。しかしそうしたモラルの学習時間が必要であることを今主張しなければならないことになったのは、私にとっても意外な展開になったものである。

日本の青少年は年々幼児化するものの、簡単に大人の世界に入る。かつて私たちにとって、子どもの世界、大人の世界は明確に線が引かれていた。しかし今やその線はないに等しくなってしまった。子どもは大人の誤りを当然のごとくやっているのである。

4・近頃の母親の過干渉

前から気づいていたことであるが、不登校などで私のところに来た、父親、母親、少年少女のうちで、当然のごとくよくしゃべるのは母親である。そして私たち治療者に一番近いところに座り、不登校や引きこもりの子どもたちはその後ろにいて、父親は後ろのドアに近いところで下を向いているという姿が、普通の家族の風景なのである。この母親のあまりに多弁なこと、そしてまた、それと対照的に父親のあまりに無言なこと、そして青少年のあまりにあいまいな発言が多いこと、つまり「わかんない」「さぁ」といったような言葉がやたらと多いのである。このように、三者三様のしゃべり方が起こるのである。

しかし私が一番困るのは、お父さんの無口も青少年のあいまいな発言も困るものであるが、一番迷惑なのは、やはり母親が多弁なことである。こちらからしゃべる間がないのである。

「お宅のお子さんは、何で学校に行かないんでしょうね」と言うと、子どもに聞いているにもかかわらず母親が、「いや、これは学校の先生が私の子どもに不適切な言葉を吐いて、子どもが傷ついたからです。それと共に、あまりいい友達が周りにいなかったのです」と、特に聞いたわけでもないのに、自分で一方的に話し出すのである。

このことは何も不登校ならずとも、色々な諸問題を起こす青少年の母親は決まって多弁である。「すみませんけれどもお母さん、少し私もしゃべりますから、少し黙っていて頂けませんか」などという優しい言葉を吐いても、止まることは難しい。そんな言葉は聞いてはいない、とばかりにしゃべり続けるのが普通である。

この母親の多弁さというものは、子どもへの過保護からまず生じるものであることは言うまでもないが、それと同時に、自分のしつけや教育の不手際を隠すために、評論家のように問題をまくし立てるようにも思える。それと同時に、言葉はあまりよくないが、物事を客観的に見る視点が欠如しているのである。要点がなく、ただ事実が石ころのように流れていく。

他方で父親は、何を聞いても下を向いて「いや、私は息子（娘）のことについてはあまり知らないで、会社にばかりいるものですから」と情けない顔をしている。子どもは子どもで、「さぁ」、「分かんない」、「どうかなぁ」、「そんな感じかなぁ」、「そんなことあったのかなぁ」などと、他人の話のように、どこ吹く風の不明確な言葉が続くのみである。

子どもと父親が、この種の問題から逃げようとしていることは共通している。母親と子どもは「この問題は自分の責任ではない」と感じていることで共通している。

ある家庭内暴力の23歳の男性を入院させたことがあった。彼は非常な高学歴であるが、その割にはその情緒の発達は極めて遅れているものであった。小学校高学年、いや小学校中学年といったレベルの情緒であった。家にあるものを全て壊し、ガラス、パソコンなどを壊し、そしてまた母親を包丁で傷つける、などということはしょっちゅう見られるものであった。仕方なく、彼の強制的な入院を要求し、入院させることになった。

母親と本人と私が、病院の中で話をすることが度々であったが、母親があまりにも一方的にしゃべるので、私もほとほと参ってしまった。子どもが何か反論しようものなら、その20倍もの言葉が出てくるのである。どうしてこんなに早口で言葉がどんどん出てくるものかと、私などは感動すらするものであった。私が多少批判すると、これもまた止まることなき滝の水である。

このように母親が多弁になり、夫が寡黙になり、子どもが不明確な言葉になることも、その根源は、ひょっとしたら母親の多弁による可能性があるのではないかと思っている。つまり母親があまりに多くのことを、有無を言わさず、圧倒してしゃべり続けて自分の感情を出すので、かえって子どもは感情の表現を失い、言葉で言うことが少なくなってしまうのではないだろうか。夫もまた、家族の一員とはいえ、いや一員となっているかどうかも問題の家が多いものであるが、このように妻に圧倒的に言葉で押しまくられれば、夫はこっそり家の隅に隠れてしまうような風情なのである。

したがって、子どものびのびと表現する、子どもが堂々と主張できる、夫も家庭に参加する、そして自分の意見を述べる、ということが成立するためには、母親がもう少し自己主張を控えなければいけないものと思われる。こんなことは戦前には全く見られないものであり、戦後特有の家庭の中での妻の権力の高さを物語るものでもある。

先ほどの23歳の男性などは、「先生、母親はこんなによくしゃべるんですよ。私などは、しゃべる間がないのですから。これもおかしいんじゃないんですか。私は確かに家で大暴れして、当然入院してしかるべきだと思うのですが、この母も、病院ではなくてもどこかに収容してくれるところはないでしょうか」と、私にこっそりしゃべったものであるが、思わず苦笑いすると同時に、私もうなずいたものであった。

このように、不登校の家庭だけではなく、色々な家庭でも話し合いのバランスが崩れているのが、日本には多いと思われる。したがって私は、子どもは小さい時から勉強だけではなく、ディベートも頻繁にやるべきだと思っている一人である。ディベートの仕方を知らないで大きくなり、そしてまた家族形成や会社生活となると、日本ではちゃんとしたディベートをするというよりも、すぐに喧嘩になってしまうのである。

精神科の学会にあっても、このような統制のとれない議論になってしまうことが多い。そしてまた、権威を見せつけようという、実に幼い大学の先生方が多いのも、現実である。彼らは患者を大人として自立させることを仕事としながら、自らの幼い権力欲を抑制しなければならないし、そしてそれを昇華して、より高いものを目指すべきである。にもかかわらず、精神療法家でありながらそのことを目指していないということに、我々は唖然とすることが多いものである。

ともあれ、不登校、ひきこもりには、このような典型的な会話の不調和が見られるものである。つまり、母親がすべての会話を独占してしまうのである。そして自分自身に問題が降りかかることに怯え、子どもがうまく成長していかなかったことの怯えから多弁になって、自分の姿を逆に隠そうとしているのである。つまり彼らの多弁は、いわば自分の姿を隠すカーテンと言って良いものである。そしてまた、彼女らの心の奥には不安が強く、それが語らせているのである。

ある高校中退した男性が、母親と共に私の外来にやってきた。見ると、高校生とはとても思えない、小学校高学年レベルの顔であり、またほとんどしゃべらず、私の前で少し震えている様子でもあった。そして彼は一人で外に行けず、母親と手をつないで外に行くのだという。このような説明は、すべて母親が行うものである。

母親の説明によると「小さいときからいじめに遭い、その時のトラウマで怯えてしまって、家から出ようとしないのです。そして今でも、その時いじめた子どもに会うのではないかということで、外に一人で出ていくこともできないのです」と、例にもれず一方的にしゃべるばかりであった。本人に聞くと、ただ「そうです」「いいえ」といったようなわずかな単語が出てくるのみであった。

この依存性は、明らかに成長を遅らせ、いささか病的なほどの強い恐怖心を持っていた。そして分離不安も強いものと考えられた。小学校低学年のいじめのことを、高校になっても怯えているというのは、あまりあることではない。それは、それまでの人生体験があまりにも乏しいので、過去に止まっているものであり、母親による成長停止と言ってもよいものであった。

ある日母親の方から、「この子を少し自立のために入院させてもらえませんか」ということで、半年ほど入院したものであった。かくて彼は、かなり姿勢もしっかりしてきて、表情や目の動きも落ち着いてきて、その年齢相応の顔に成長したように見えた。

私は、あまり病院へ来ないように母親に言っておいた。その点はよく理解してくれたようである。しかし、その少年がどんどん親から自立していく姿を見ると、母親がやがてまた彼のところに密着し、彼のスポークスマンになってしまうのであった。いや、スポークスマンのみならず警察であり、そして巨大な飲み込む母なのである。

退院し、外来に来るのであるが、段々また子どもっぽくなってくるのである。私はとうとうこれは問題であると考えて、母親に「彼を一人で来させて欲しい。彼を良くしたいとするならば、お母さんが逆に無関心になって欲しい。彼の人生は彼のものであり、彼は自分の責任を背負って生きていかなくてはならないのですから、お母さんはもはやあまり関与する必要はないのです。むしろ過干渉こそ、彼の成長にとってじゃまなことなのです」とかなりきつく言ったものである。

母親は申し訳なさそうな顔をして、「どうもこの子は怖いというものですから、一緒に来て…」「それじゃあお母さん、前と一緒ではないですか。怖いと言っても、一人で出して下さい」と言った。彼は確かにまだ怯えがあったが、一人で来られるだけの力を入院中に身につけていたのである。こうなると、母親が子どもが成長し自分から離れていくことを怯えている、としか言いようがないものであった。

その少年は、「母親は子離れができていないのですよ」。その少年の姉も同じように、「母親は弟を育てることが生き甲斐で、全部のエネルギーを注いでいます。そのため、実は世話をする喜びを得ているように思うんですよ」と、子どもたちの方が正確に母親の問題を指摘するのであった。

もちろんこの母親は、息子の問題を話すときには、息せき切って立て続けにしゃべり続けるものであった。息子ですら、昨今は「お母さんちょっと待ってよ、僕がしゃべるから」と言う有様だったのである。つまり早口は、既に述べたように、ある種の焦りから来ているものであり、それはこの場合、子どもの分離独立を望むものの、それがやって来ると自分は孤独に耐えられない、ということでもある。その事実を覆い隠すための多弁でもあったと言ってよい。

この母親に「お父さん（夫）がいるではないですか」と言っても、「はあ」と気のない返事をし、夫への関心はほとんどないと言ってよい。このような夫への関心を失うという日本の家庭は、あまりにも多く見られるものである。そして子どもたちへの過度な期待と過保護は、子どもたちをますますスポイルし、幼児化させるものである。

日本人だけが年々成熟が遅れ、諸外国は年々独立心が早く達成されるのものである。この違いは、日本の母親の過干渉と過保護からくることは言うまでもないことであろう。

私はまた、その少年にもある時明確に叱ったものである。「君は自立したいと言って入院し、それに近いところまでいっているのに、また子ども返りしているではないか。そろそろ覚悟しなさい。自分一人で生きて行かなくてはならないのがこの人生なのだから。もちろん孤独だけでは生きることはできないが、友人をみつけ、人の中に入ることができるように努力すべきだろう。そして、やがて自立ができなければ生きられないんだよ。だからお母さんからもっと手を切って、自分から、お母さん来なくていいよ、と言って、お母さんの過干渉や過保護を自分で切らなければ、君は成長できないではないか」と怒ったものである。

さらにまた、この少年は不登校により社会にほとんど出ていないので、「君は将来、どうするんだ」という質問で、将来の目標を掲げて自立をより強く促そうとしたのであるが、「僕は大学にいきます」と平然と答えているのである。しかも国立大学ということである。しかし、そんな学力はあったのであろうか。私が知っている限りでは、彼は小学校からほとんど不登校の形できているので、学力は小学校で止まっているのである。それで大学に行くというのは、どんなに時間がかかると思っているのだろうか。また、それなりの能力があると思っているのだろうか、と疑問に思うのであるが、ここもまた、妙に自尊心だけは高い。このように現代の青少年たちに特有の自己愛の病理を、如実に表しているものであった。

このように、母親が過度に愛情を与え干渉することによって、子どもの自尊心だけが一人歩きして成長してしまい、実力が全く伴わないことに目をつぶっているのである。

私は、この少年の自信を持った言い方にこそむしろ、正直なところイライラしてしまったものである。「もっと現実を見なければいけない」と彼に言うと、「まあ、ちょっと勉強すれば大学なんて入れるんじゃないですか。国立だって入れると思いますよ」と平然と言うのには、やはり呆れたものであった。

この現実感の欠如はいささかトラブルになったが、次第に彼は謙虚にそれを受け入れるようになっていった。と同時に、母親は外来に一緒に来ることはなくなっていた。母親にとっては寂しいことであろうが、子どもの養育をするということは、子どもがやがて自分から去っていくように育てるということであって、「私の側にずっといなさい」という育て方は、自分勝手な、自分の寂しさを慰めることでしかないのである。「あなたには夫がいるではないか」と言っても、夫との感情的な交流は極めて乏しいので、夫との関係は全く母親には慰めにならないのである。

しかし母親もここまでくると、自分の趣味を探し、踊りを習いに行くことを始め、子どもとの別離を覚悟したようである。またこの少年自体、アパートに住み、サポート校に行って勉強を始めたものである。かくてようやく一つの筋道ができ、その少年の自立と将来への希望が見えてきたのである。

日本の母親は、もっと子どもから離れるべきである。そして一歩離れた後ろから、子どもを見ているべきである。もちろん大変なときにはさっと出られることが必要なこともあろう。特に、不登校やひきこもりの子どもたちには、そのような助けが必要な時は再三あるものである。しかし、そのタイミングというものはある。いつも助けていたのでは、子どもの人生は消えてしまうのである。できるだけ子どもが自己決定し、自分の人生の設計ができるように、後ろから押してあげるべきであって、手を引っ張って自分が前に出るべきではないのである。

それにしても、母親ばかり批判するのは問題である。父親は一体、どこに行ったのであろうか。父親は会社に引きこもっている、と言っても過言ではないであろう。父と母の関係の薄さは、もはや日本特有のものであり、日本社会の病理であると言ってもよいものである。

核家族にあって親・子しかいないときに、その親の一方である父親がいないということは、母と子の密着をいっそう進めていくものである。そして父親は会社人間でしかなく、家では全く役割を持っていないことが多い。

このような状況の改善も、ぜひ必要なことである。親は親世代、子どもは子世代で一線を引いた上で子育てが行われなくてはならない、と考えている。

5・ユングの不登校、そして彼自身による克服

ユングは12歳の時にいじめを受けて不登校になったのである。その当時ですら、このようないじめ、不登校があったということは実に残念なことであるが、それにしても、ユングが自らの力で立ち直っていったということが、彼がその後、精神科医として成長していくプロセスに大きな意味を持っていたという。つまりその時すでに、彼は「自分の症状をみて、神経症のメカニズムを知った」と述べているからである。やはりただ者ではない。心の内面の深い理解がすでに見られたものであった。

彼が12歳の時、彼自身「とても運命的な事件が起こった」と述べている。1887年の初夏であったが、彼は聖堂の前の広場に立っていた。クラスメートを待っていたのである。ちょうど12時頃であり、朝の授業は終わっていた。すると突然、一人の少年が彼に殴りかかり、足を蹴ったのである。彼は倒れ、頭が石にあたり、ほとんど意識を失ったのであった。1時間半経っても、めまいが感じられたという。ちょうどその時、ある考えが浮かんできたという。「さて、お前はもはや学校に行かなくてもいい」という声である。彼は30分

ほど意識がないまま、そこに横たわっていた。それは「自分に殴りかかった生徒に対する恨みを表すためだ」と彼は述べている。やがて彼は他人に助けられ、叔母の家に運ばれ救われたものであった。

その時から、彼は意識消失発作がみられるようになった。特に学校に行こうとすると、そしてまた親が宿題をやらせようとすると、彼は倒れてしまうのである。彼は6ヶ月以上も学校に行かなかった。しかし、彼にとってそのことは「ピクニックのようであった」と述べている。つまり疾病利得というものである。意識消失発作を持つことによって、学校に行かなくてすみ、自分独自の世界を遊ぶことができた、という意味である。彼は自由であり、何時間も夢見がちに過ごした。森や川の側で遊んでいたのである。そして自分自身のことを「自分は自分自身から逃げようとしている、というおぼろげながらの感情を持っていたのである」と述べている。

彼はいろんな医者を訪ねたが、ある一人の医者は「それはてんかんであろう」といった。その頃は、てんかんはほとんど治らないとされていたので、決定的な病気を彼は持ったということになってしまったのである。ユング自身、「これは決しててんかんではない」ということを知っており、心理的な意味、それ自体をユングは知っていたのであった。したがって、彼は「てんかん」という診断を笑っていたのであった。

しかし、両親はそれ以来ずっと悩むようになった。ある日、父親の友達がやって来て、庭に座って両者が話していた。ユング少年は隠れてそれを見ていたが、その客は「このままでいくと、親が亡くなってしまったとすると、ユング少年が自分自身で生活費を稼がなければならない。しかしそれはほとんど不可能である」という深刻な問題を話していたのであった。

ユング少年は大変なショックを受けてしまい、つまり彼の言葉によれば「初めて現実にぶつかった」ということになる。そして「私は働かなければならない」ということに、突然気がついたのである。その時から、彼は真面目に考える少年になった。そしてすぐに父親の書斎に入り、ラテン語文法の本を取り出して、大変な集中力で勉強し始めたのである。

しかし10分も経たないうちに、最初の意識消失発作がやってきた。ユング少年は椅子からほとんど落ちそうになったのである。しかし数分の後には良くなり、また勉強を続けた。そして「決して意識消失発作を起こさないぞ」と彼自身、自分に言い聞かせたのである。

2回目の発作は15分ほども続いたものであった。しかしこれも最初と同じようにどうやらくぐり抜けた。「私は本当に勉強しなければならないんだ」と、彼は自分に言い聞かせ、机にしがみついて倒れるのを防いだのである。

1時間後に3回目の発作が起こった。しかし彼は諦めなかった。そしてそれを克服し、勉強をそれよりもう1時間長くやったのである。そしてついには、彼は「自分の発作を克服した、と感じられるようになった」と述べている。その数ヶ月後には、全く意識消失発作は起こらなくなったのである。その日から、彼はラテン語の文法書を読み、他の学校の教科書も勉強したのであった。そして数週間後には学校に戻り、もはや意識消失発作は決してやってこなかった。

このような、ユング個人による意識消失発作の克服というものは、彼自身が知っていたように、彼をいじめて殴りつけた少年への恨みというものが根底にあったものでる。だからこそ意識消失発作が消えず、そして学校から、友達から逃避しようとしていたのである。つまり疾病利得で起こり、長く続いてしまっていたのである。

そしてこの意識消失発作を克服した時、ユングは次のように高らかにいうのであった。つまりユングは「12歳の少年の時に、すでに神経症というものがどういうものか、学ぶことができたのはこの時である」と述べているのである。

このようにして、彼が立ち直ることによって両親の不安もなくなったのである。また、ユング少年は次のように考えたという。「神経症というのは、私の秘密の一つである。しかしそれは恥ずかしい秘密であり、私の失敗を意味していた。にもかかわらず、それは学問に対する几帳面さと真面目さを、私に取り戻してくれた」と言っている。そしてまた「そのことによって、私は良心というものの発生をみていた」とも言っている。その頃から、彼は毎朝5時に起きて勉強をする習慣を身につけたのである。

ところで、ユングはここでまた「不登校を起こすことで、自分が孤独でいることの喜びを味わった」と述べている。不登校になることによって、そしてまた、いじめをした少年によって倒れたことによって、学校を避けることができ、一人でいる情熱を獲得し、一人でいることの喜びを味わったのである。さらに自然との親しみは、彼に多くの喜びと不思議な気持ちを与えたのであった。

そのことを彼は次のように述べている。「全ての石、全ての植物、全てのものは生きており、どれもこれも素晴らしいものであった。私は自然の中に浸っていた。這っていた。つまりは、自然の本質の中に私はいたのである。そして、人間の世界から私は離れていることができた」と述べているのである。

そしてこの事件の後で、彼は自分自身に目覚めるのである。「今や私は自分になった。私は知っている。私は私自身であり、私は今や生きている」このようにしてユング少年は、自分自身のいじめによる不登校を通じて、よりさらに高い認識に立って回復していたのである。

このことは、日頃我々が診る不登校の子どもたちに比べれば、何と勇気のある、そして何と聡明な少年だろうと、私などは驚かされるものである。このような不登校の子どもに出会ってみたいものであるが、なかなか自分自身の意識に目覚めない人が多い。自分が不登校になったとて、それは自分にとって本当に有意義なのかどうか、本当に自分がそれを望んでいるのかどうかを考えれば、多くの人が学校に行きたいのである。でも、その気持ちを奮い立たせることができないのが実際である。

ユングはこのようにして不登校のみならず、神経症の本質にここで気づいたのであり、そして自己意識と良心に目覚めたのであった。このようなユングのあり方は、ユングがフロイトと別れた時の、あの分裂病的な幻覚妄想に襲われ、ボリンゲンの湖畔に逃げ、そこで石の塔を建て、一人でそこに住むことになった事件とよく似ているものである。

彼は、チューリッヒ大学の講師だった時にフロイトと別れ、この尊敬する父親との別離に耐えられないものであった。しかしフロイトの汎性欲論という、性欲で説明することを彼は受け入れることができなかった。それほどに彼は誠実であったのである。したがって彼はフロイトと別れることになり、国際精神分析学会の会長の職を辞したのである。このことから、フロイトがショックを受けたのは当然であるが、ユング自身のショックの方がはるかに大きいものであった。

既に述べたように、幻覚妄想が毎日のように彼を襲い、それをボリンゲンの塔で一人で耐え続けたのである。このような幻覚妄想、つまり精神病的な危機というものは、ニーチェやヘルダーリンが耐えられなかったものである。しかしユングは「私には動物的な力があり、それを克服することができる」と、幻覚妄想に襲われている最中ですら、このような認識を持っていたことに驚かされるものである。

そして彼はこの幻覚妄想を絵に描き、小説に書き、とうとう到達したのが曼陀羅という、左右対象の図形であり、それを何回も何回も描いていたのである。そして、それが東洋の仏教でいうところの「曼陀羅」であることに気づいたものであった。それはウィルヘルムという、ドイツ宣教師が中国から帰ってきた時に、その曼陀羅のたくさん描かれている本をユングに送ったことによって、ユングは全く驚いてしまった。自分がずっと描いていたものは東洋にもあり、それは宗教的な悟りを開いた時の絵であったことに、いっそう驚かされたのである。

かくて、ユングは幻覚妄想から放たれ、心の深みにいよいよ堂々と入っていく力を得たのである。私はここで、ユングが「私には動物的な力があった」と自信をもって述べていることに感動を受けると同時に、驚かされるものであった。やはり天才的なユングと言ってしまえばそれまでであるが、自分の病気に、心の病に堂々と立ち向かい、勝てるということそのことに、治療者としての私は勇気づけられる。その原点は、彼がいじめられて不登校になり、その回復のプロセスで「私は神経症の本質を知ることができた」ということと、実によく似たことである。

確かに、自分自身治ろうとする力、そしてまたそれを克服しようとする生物学的な力、このようなものなしに、本当に病から回復することは難しいと思う。しかし、多くの患者にこのことを望んではあまりに酷である。やはり我々の援助、薬の援助、精神療法による援助というものが必要なものと思われる。

このユング少年の不登校の話からも、我々はもっともっとたくさんのヒントを得ることができるのかもしれない。彼は当時すでに、「無意識の怒りが意識消失発作を起こさせるものであった」ということを知っており、それによって、ヒステリーの疾病利得も理解していたのである。治ろうと思えば治れるのではないかという考えは、一人で独自に考えたものであり、そのこと自体、実に素晴らしいことである。しかし実際、そう簡単に治ったわけではない。幾たびか、意識消失発作を実際にこらえて、発作を止めるという苦しい戦いがあったことも私たちは知らねばならないと思う。

6・私の中学時代　―いじめ、そしてスポーツ―

私にとっては、中学時代は一番のびのびと楽しかった時代だと思う。それはテニスを中心に、日本海の光を浴び、屋外で練習に励んでいたからである。もちろん、一年生はあまり打ち合いをさせてもらえないので、後ろの方で球拾いばかりをするものであったが、それでもほんの少し打たせてもらえただけで、その日は幸福であった。

その一年の終わりに、二年に向かっての前衛と後衛の組み合わせが部長から言い渡された。その時、私の前衛がA君であることに唖然としてしまった。

A君は幼稚園の頃からガキ大将であり、また父親は立派な会社の重役であった。そのために幼稚園ではどの先生も彼を可愛がり、どんなに悪いことをしても怒られる姿はみられなかった。しかし、私たちは日々A君にいじめられ、身体の成長も全然違うので太刀打ちできなかった。したがって、スベリ台などはとても使える場所ではなかった。それを独占しているのは彼であった。また、彼を避けるようにして遊んでいても、何かと喧嘩をふっかけてきて、我々は怯えて幼稚園に行ったものである。

小学校でもやはりその通りであり、なるべく会わないように私は努めていたものである。幸い小学校の人数は多いので、いささか自分はその中に隠れることができたのである。

そのA君と一緒にテニスのペアを組むことは、ほぼ絶句に近いものであった。せっかく楽しいテニスが、彼と一緒ということになれば、また悲惨な中学校生活になってしまうのではないかと思っていた。案の定、彼は自分の足下に球が転がっても拾うことはなく、私が拾いにいかなければならなかった。これは屈辱ではあったが、そうしないとどうなるかわからないという恐怖感でやらざるを得なかった。彼もまた、当然私が彼の足下の球を拾いに来るものとして、じっと立ったままでいたものであった。王者の貫禄であった。彼が打ち損ねたネットの球も、私が拾いにいかなければならなかった。「これでは奴隷だ」とつくづく思ったものであるが、それでもテニスの練習そのものが好きだったので、やっていけたのだと思う。

中学二年になり、本格的にテニスの練習ができるようになってくると、急速に私の実力が上がっていった。中学二年の終わりには、ナンバー2として活躍することができた。ただ、ナンバー1の後衛とそんなに実力が違うわけではないのであるが、やはり前衛の力が全然違ったのである。相手の前衛はきわめて勘が良く、また器用であった。そのために、私は再三球を受けられ、苦い思いをしたものであるが、それは彼との正々堂々とした戦いなので、苦痛というのではなく、むしろ喜びであった。それをどう超えていくか、という課題を与えられるという意味では、私のテニスのやる気をいっそうかき立ててくれた人でもあった。

しかし、私の前衛のA君は動きが鈍く、そしてまた空振りが多いので、彼が打つ時には、私が彼の後ろに走っていかなければならなかった。そのために、球が私の方のギリギリのサイドに来た時には、私が間に合わないということも再三あり、負けることもあった。その頃は既に、私とガキ大将のA君のテニスの実力はレベルが開いていたので、だんだん私はA君に不満を持つようになった。「着実に球を当てて欲しい。そのために練習して欲しい」「空振りはやめて欲しい。それだけでいい。狙わなくてもいい」とすら思っていた。不満を持っていたのである。

とうとうある時、私は彼の足下の球を取りに行くことをやめた。「君、その球を拾えよ」と言うと、彼はびっくりしたようにむっとした顔をしていたが、やっと球を自分で拾って私に返してくれた。「これが普通の姿なのだ」と私は思っていた。そのような状態が続き、ナンバー1との実力のしのぎあいがきわめて激しくなり、それはお互いに大きな喜びであった。

中学三年になって、春の県予選で初めて私たちは優勝することができた。今もって、その県予選の優勝の記録は破られていない。県予選の決勝で対戦した柿崎チームというのは、ほとんど県で優勝している常勝チームであり、我々がそれを破ったということは、画期的なことであった。

優勝し、名前が読み上げられ、私とA君の二人で壇上に登っていったのであるが、嬉しさで足下が危ういほど興奮していたものである。「優勝したんだ。優勝するというのはこういう喜びなんだ」とつくづく思っていたものである。しかし優勝カップが渡される時、なんとA君が私を押しのけるようにして、それを受け取ろうとしたのである。私は今度こそ自分の意志で、自分で勝ち取った優勝を味わおうと思って心の準備をしていたのである。なぜなら、A君はほとんど試合で勝利に導くような働きをしていないからである。しかも謙虚さはなく、単に威張るだけであり、とても私は不快であった。この時こそ、私は自分で勝ったのだから、自分で優勝カップを手にすべきだと思っていたので、彼の行為にいささか不快になり、彼をちょっと押しのけて、私が強引に優勝カップを受け取ったものであった。

このような思い出が今も鮮明にあるのであるが、私は今でもその行為が決して間違っていないと思っている。もちろん、もっと立派な人ならば、二人で共同してカップをもらうべきであったと思う。しかし私のその時の気持ちは、幼稚園以来のいじめがずっと続いていただけに、彼に「ここで本当に強い人間はどちらなんだ」という気持ちが、残念ながらあったことは否定できない。

その後、地方であるので高校の普通科は一つしかないので、A君と私は同じ高校に進んだ。A君は自分と組んでいるので、当然高校でもテニスをすると思っていたが、テニスをすることなく、「自分は受験勉強をするんだ」といってやめていってしまった。確かに彼は一生懸命勉強していた。私は相棒がいないということで、途方に暮れてしまった。ナンバー1のチームはちゃんと揃っているのに、ナンバー2が分解してしまったのである。よその中学から入ってきた生徒が私の前衛になったが、彼は中学時代に全くテニスをやっていなかったので、ナンバー1との実力の差は前よりも開いてしまったのである。そうこうしているうちに、その年末には私もやめてしまった。

今でも私は思うのだが、いじめというものを無くすためには、やはりどこかで力で勝たねばならない部分があると私は思っている。力というのは、この場合はテニスの力である。そのような競争ならば、決して悪くない競争だと思っている。力と競いとはいえ、スポーツにはルールがあるからである。

また、私をいじめる子はたくさんいたものであるが、それは私の心が弱く、暴力を振るえないということを、とっくに彼らは知っていたからである。わざわざ身体をぶつけてきて「どけ」と言ってきたりする生徒もいたものである。

しかし、その彼が私がテニスの練習をしているところに、わざと例によってぶつかって来た時、「やめろよ」と言うと、「やめろよ、とはよく言ったな」と私に喧嘩をふっかけてきた。私は本来、逃げる立場なのであるが、その時はテニスでかなり身体を鍛えているので、「もう逃げることはやめよう。自分の力でいじめを解決するんだ」という気持ちがあった。彼が私をグランドに連れて行き、「お前、生意気なんだよ。よく俺に言ってくれたな」と言って、ガンと私の頬を打ったものである。私の口からは血がポトポトと流れ始めていた。私はそれを見た時、ぼーっとした意識ながら、気を取り直した。私も反撃しなければならないと決心し、生まれて初めて人の顔を殴りつけた。もうそれからは、二人とも滅茶苦茶に殴り合っていた。やがて気がついてみると、彼が倒れていた。そして誰かが叫んでいるので、その方向を見ると、先生であった。そして「弱い者いじめはやめろ」と、私に怒っているのであった。私は「わかりました、やめます」と答えたが、私の心の中は、残酷なことに、むしろ喧嘩ができたこと、そして長年のいじめ相手を倒したことに喜びを隠しきれなかった。さらに、「弱い者いじめをやめろ」ということは、私がそのようなことを言われる立場になったことは一度もないだけに、びっくりしていたものであった。「本当にこれは勝利だ」と思った。それ以来、彼は私に媚《こび》を売るように近づいてきて、仲良くなったものである。彼の家に行き、サクランボを一緒に食べたり、リンゴを食べたり、優雅な少年の楽園を楽しんだ。

私は、いじめがこんな形で解決されるべきだとは思っていない。しかし子どもの世界は、力は力なのである。学校の先生や親に頼んでも、いじめなどというものがなくならないことは、とうに子どもたちの方が知っていたのである。したがって、私はこういう形で一つのいじめをなくすことができ、いわんや喧嘩をすることでかえって仲良くなったものであったことを誇りをもってみていた。

このようなことは、中学校ではよく起こるのである。喧嘩が決してその後まで尾を引くのではなく、むしろそこで初めて本当の自分を出すことで、仲良くなることもあることを知っておいた方がいい。しかし一般には、私は今の立場からして、決して喧嘩に勝っていじめをなくせという気はない。しかし、あの時はあれしかなかったと私は思っている。

また、私の前衛だった例のA君であるが、高校に入り、一生懸命勉強していたようである。確かに数学や英語はよくできたようであった。そんなことをかすかに覚えているだけであり、私はまだ幼かったせいか、勉強というものにあまり興味はなかった。私はぼんやりとした、平凡などこにでもいる高校生であったものであるが、ある時、私は「自分は将来どうやって生きるのだろう」と考えた時、「勉強をして、大学に行くしかないのではないか」と思ったものである。高校を出て就職という手はあるが、田舎では地方の工場が2つほどしかなく、そこに入るしかなかった。それは小さい時から見慣れている工場だとはいえ、私にはあの埃がたくさんあり、煙がたくさん出ている工場に勤めるのは、いささか不満があった。「もっときれいな世界で生きていたい」と思ったと思う。そのために勉強しなければならないのであるが、勉強意欲がわいてこないので、私自身悩んでいた。

そこで私は奇妙なことを考えたのである。今から考えれば大笑いであるが、私はやや視力が悪かったのであるが、眼鏡をかけるほどではなかった。しかし「眼鏡をかけたら、いかにも勉強する人間に見えるだろう。そうすれば、自分は勉強をしないとその顔に似合わない人間になるではないか」と考え、眼鏡をかけた。そしてだんだん眼鏡に自分の目が順応していき、本当の近眼になってしまったものであった。実に馬鹿げたことであったが、私はその暗示で確かに勉強するようになっていたのである。

かくて、私も高校二年の終わり頃からは、かなり勉強ができるようになっていた。高校二年でありながら、高校三年生の試験を受けることになり、英語と数学は私は彼らよりもでき、一番を取った。私もびっくりしたものであるが、上級生にはさんざん怒られたものである。私から模擬試験を受けようとしたのではなく、これもまた真面目な勉強家が「その模擬試験を受けたいのだが、一緒に受けてくれ」と言われ、仕方なく付き合ったのであるが、私の方が目立ってしまった。

やがて大学受験になり、これは本格的に勉強していたものである。しかし今から考えてみると、東京の子どもたちに比べると、はるかに勉強量の少ないものであった。東京で、本当に三時間しか眠らずに勉強していた、という人と友達になったが、その彼の言葉を聞いてびっくりしたものであった。本当に三時間しか眠らずにすむ、ナポレオン的な人間がいるものだ、と思ったものである。

私が大学に入った時、テニスの相棒だったA君は大学に落ちてしまった。全部有名私立大学であったようだが、落ちたのである。私はそのまま国立大学に現役に入っていた。私はその時は、やはりいじめられてきた歴史が長くあったせいか、私も意地悪であった。可哀想だなという気は起こらなかった。「さあ、今までずいぶんといい思いをしてきたのだから、君も少し苦労したまえ」という気分でいたのである。しかし彼が二浪目になった時、さすがにこれは不憫だと私は思った。そこで彼に「頑張ってくれ」と、励ます電話をしたものである。彼は泣いていた。「なんだ、彼も弱い部分があるんだ」とつくづく思ったものである。

このようにいじめっ子も、高校まで来ればどういう立場になるかは全くわからないものである、と思うものであった。しかし私には、彼のいじめは重い重い、暗い闇のことであった。誰も私を守りはしてくれなかったのだから。

また、同じテニスの仲間でB君という子がいた。つまりナンバー1の前衛をやっていた少年である。彼は中学の時に、初めて都会からやって来た子であった。非常に品の良い、私の地方のような田舎にはとてもいない豪華な家に住み、洋式の生活をしており、父親も母親も品が良く、父親のすらりとした高い背丈はいかにも超然として、自分の父親と比べて寂しい思いをしたものであるし、その彼にも嫉妬をしたものである。

彼もテニス部に入り、めきめきと強くなり、確かに芸術的なほど前衛の技術をマスターしていた。その意味では、彼の力を私は本当に高く評価し、美しくすら感じたものである。しかし私には縁の遠い、非常にエリートな家なので、あまり彼と話をしようとはしなかった。

ある日、私がテニスの練習を終え、帰ろうとすると、私の靴がないことに気がついた。靴はいつも同じところに入れているので、なくなるはずはなかった。私は懸命に探したが、ない。「誰がいたずらしたのだろう」と思った時、一人にやにや笑っている彼がいたのである。このB君が私の靴を隠したことは間違いなかった。私は「おい、返してくれよ」と言うと「知らない」と言って、また笑っているのである。これが一時間以上続いたのである。実にしつこいやり方で私をからかっていたのである。

私はいじめられることが実に多いものと、今振り返ってみてもつくづく感じるものである。彼をようやく捕まえ「早く出せ」と言って、お互いが疲れ果てた時に、やっと彼は、「ほいっ」といって靴を放り投げたのである。私は怒ってまっすぐ家に帰った。別に親に言うわけではないが、その日は非常に不愉快であった。なぜ、そんなことをわざわざしなければならないのだ、という思いであった。

二、三週間経った頃、彼は夜、私のところへ自転車でやってきた。「僕は君に用事があるのだけど、ちょっと話しをしないか」と言うので、「また何か嫌なことがふりかかってくるのかな」と思いつつ出てみると、彼は「僕と一緒に勉強をしないか。僕はある先生を家庭教師にしているのだが、君も一緒にやってくれればいいなと思って来たんだ」ということであった。私をいじめるこの彼と一緒になるということは、これはたまらないと思ったものであるが、学校の先生が家庭教師ということならば、いじめは起こらないと思った。母も「やってみなさいよ」ということで、やってみることになった。彼との、週二回の数学の勉強が始まったのである。

私はあまり勉強そのものは好きではなかったので、仕方なく彼に付き合っていたのであるが、そのうちにだんだん私の方がはるかにできるようになってしまったのである。そうなると彼がおもしろくないことは当然である。自分が誘った相手が自分より上を行くというのでは、何のために家庭教師の先生を雇っているかわからないということになり、彼は次第に休む日が多くなった。やがて全く彼は来なくなり、私一人が学ぶことになったが、私もそのうちにやめることになった。

彼は学校の先生を家庭教師にするくらいのお金持ちであり、立派で恵まれた育ち方をしていたのであった。しかしある日曜日、私の提案でその土地の鍾乳洞に入り、冒険をしようということになり、彼と一緒に行くことになった。行きのバスの中で、彼といろいろ話していたのであるが、彼はぽつんと「僕はもらいっ子なんだ。お父さん、お母さんは違う人なんだよ。だから、僕はお父さんとお母さんとはどこか隙間があって、しっくりしないんだ。僕が君をいじめたりしたのは、そんな気持ちからかもしれない。君らの方が本当のお父さん、お母さんに育てられ、自分の本音を自由に言うことができるんだなと、つくづく羨ましいんだよ」と言ったのである。これは私にはショックであった。自分がもらわれてきた子であると知りつつ、血のつながらない両親に心のすきま風があることを話したことに、私は言葉が出なかった。「大変だね」とも「かわいそうだね」とも言わずに、ただじっと聞いていた。彼は真面目に話していたが、その真面目さが、いかに深刻な親子の問題であるかを示していたのである。かくて彼と私は仲良くなった。

まだ思い出すことはたくさんあるが、高校二年生の時に、私はかなり勉強ができるようになっていたが、英語の時間に、その英語の教師が私が授業中、あまり熱心に聞いていないことを急に怒り出したのである。確かに熱心ではないというのは、私はもうすでにその英語の教科書のレベルではないところにいたので、退屈だったのである。何回も同じこと、わかりきっていることを聞くのは、実に退屈だったと思う。それを我慢して聞かねばならないので、時々注意が散漫になっていたものと思われる。先生は「お前は何人の家庭教師を雇っているんだ。そのいうことをしているからお前は勉強ができるのであって、家庭教師を持たない人間がほとんどなんだぞ」と怒ったのである。私は、家庭教師などというものは一人もいなかったのである。それをあたかもみんなの前で、家庭教師を雇っているかのような、そんな金持ちであるかのように私を批判したのである。私もだんだん怒りがこもってきた。確かめもせず、嘘をついて人の前で怒るというのは許せない。私は学校の先生に反抗したのは、これが初めてである。私はじっと我慢して聞いていたが、みんなの前で先生に直接反論することはできなかった。

しかしその日、学校が終わると、私は一人で山の方向にある、その先生が住む家に向かっていった。もう既に暗い時間帯であったが、その先生の家に行くと「おう、なんだ？」と平気な顔をしているのである。私はそれを無視して「私には家庭教師などいません。なぜみんなの前であういうことを言うんですか」「そうかい、そんなことで怒るのかい」と、全く人の感情を逆撫でするような、悠々《ゆうゆう》とした態度でいるので、私はいっそう怒ってしまった。「あなたは嘘で私を人前で傷つけ、それで私に謝らないんですか」「まあまあ、そんなに怒るなよ」「じゃあ、私に本当に家庭教師がいると思っているんですか」「家庭教師の所に行ってなかったのか？」「行ってませんよ。そんなことも知らずに人前で怒るということは許されないことでしょう」と言っているうちに、私は涙が出てしまった。この涙というのは、実に私には腹立たしい。怒っているのだから、自分は涙を出すべきではないのである。しかしどうも私は涙もろく、だからこそ喧嘩が嫌なのである。勝っていながら涙が出てしまうことがあり、結局負けてしまうということも、度々経験しているのである。この涙もろさで、私は再三損をしたものである。

かくて私は彼に「謝っていただきたい。謝れ」と怒鳴りつけたのである。すると彼は「わかったよ。申し訳ないことをした。でもまあ、そんなことより、君はよく勉強ができるね。いつも一番じゃないか」と猫なで声で言うのである。「そんなことは関係ないです。人を侮辱しないでいただきたい」と言うと「わかったよ。別に僕は君を嫌いではないんだよ。でも何であんな時に怒ったのか、俺もよくわからないんだ」と言うのである。もう言いたいことは言ったので、私はそれで帰ったものである。

その先生は、私がよほど恵まれた家の子だと思っていたらしく、私に嫉妬していたことがわかった。彼の家がどういうことだか、私にはよくわからないが、不幸な家に生まれ、学校の先生になっていたのだという。

このように人間の嫉妬は、小学校、中学校、高校、そして今の私の生活にあっても、どこかで漂っているのかもしれない。しかし今振り返っても、中学、高校での友達とのライバル争い、いじめ、あるいは自尊心の戦いといったものを、嫌というほど経験せざるを得ないものであった。多くの人もこのようなことを経験しているに違いない。ここをくぐり抜けるということは、今の私の56歳という年齢から見れば、ややほろ苦い、しかし考えてみれば、中学ではそんなことがあったよな、と軽く笑いながら思い出せる出来事ではあったが、当時は必死であったと言ってよい。

人間の争いをどう避けることができるのか。いや、避けられない出来事なのか。私は避けられないにしても、うまく競争すること、それがとても重要なことだと思っている。いじめにしても、喧嘩をしなければ直らないということは寂しいことである。しかし正直なところ、いじめの解決は、多くは決定的な喧嘩の勝敗で決まることは、現場の先生方も知っているに違いない。いや、子どもたちの方がよく知っているのである。いじめの解決は難しい。いじめこそ、本当に解決してもらいたいと、私は自分の経験からも思うものである。しかし学校の先生の力が及ばない世界なのである。及ぶような喧嘩は取るに足らないいじめなのである。陰でこっそりやる悪質な喧嘩が大部分なのである。それをキャッチする、そして本当に危ない喧嘩にならないように、学校の先生方の努力に期待したいものである。

7・強迫性障害の子どもたち

手洗いに1時間ほど時間をかけてしまう、あるいはお風呂に入ると2時間かかってしまう、外に出た場合、家に戻ると必ずシャワーを2時間浴びる、それは「洗浄強迫」と我々が呼んでいるものである。また、夜寝る時にドアの鍵を必ず確かめなければならない、それも一回ではなく、十数回も確かめなければ気が済まないという「確認強迫」、また日常の行動においても、大丈夫だろうかといつも母親に確認しないではいられない「確認強迫」、さらにまた、洋服を着るにも自分流の着方があり、その通りにいったかどうか確認しなければならない青少年たち、それは確認であると同時に、自分の儀式的行動ともいえるものである。

汚れが気になり、みなが使うようなドアのとってや、トイレの便座に触ることを極度に嫌う人、さらにまた、町に出て水たまりを尿と考えて怯え、それを見るとすぐに家に帰ってしまう人、学校に行く時に、人と接触するだけでも家に戻り、洋服を着替えるという接触恐怖の人たち、さらに人とすれ違った時、相手を何か傷つけたのではないか、ひどい場合には、ナイフで首を切ったのではないか、と考えてしまう強迫観念の人たち、また電車に乗ろうとホームに佇んでいると、他人を電車の方に押してしまうのではないかと怯える強迫観念の人たち、子どもの首を絞めてしまうのではないか、と怯えながらお風呂に入る母親たち、というような強迫観念や強迫行動は、昨今実にみられるものである。

当然、今多く見られるのは「汚い」「バイキンがついている」とする洗浄強迫であり、次いで確認強迫、さらに強迫観念というものである。このために、学校に行くにも1時間、2時間、3時間とかかってしまい、午前中は休み、昼頃学校へ行ったり、あるいは全く外に出られず、家に閉じこもってしまう子どもたちもいるものである。大体、小学校後半から中学生、高校生、大学生、大人と多くなっていくものである。

強迫観念は、繰り返し侵入してくる考えや感情、観念、感覚といったものである。強迫行動は、儀式的に何度も繰り返される行動パターンである。例えば数字の計算をせずにはいられない、確認せずにはいられない、あるいは避ける行動をせざるを得ない、というものである。強迫観念は不安を増大させるものであるが、強迫行動を実行する場合には、その不安を減少する働きがある。しかし強迫行動をしないように止めようとすると、その人たちの不安は増大するものである。

強迫性障害の人たちは、強迫行動か強迫観念かと両極端に分かれるものであるが、多くはその両方を持っている。強迫性障害は大体、人口の2〜3％みられるものであり、病院の外来の約10％のレベルにみられる。確かに今現在、私の外来患者のおよそ10％に強迫性障害の人がみられるものである。

その強迫性障害が少しずつ増えていることは誰でもが認めるものであり、先進国ほど、また都市部ほどその傾向が顕著である。男女比は全く同じほどであるが、ただ思春期の頃には、男性の方が女性より多くみられる。発症の平均年齢は大体20歳であるが、その始まりは小学校からみられるものである。したがって発症の始まりというのは、思春期、児童期が大部分であり、また2歳で起こったというような例もみられるものである。

また強迫性障害はうつ病との合併が多いものであり、実際にうつ病との合併は67％である。社会恐怖とは25％合併するものである。その他、食行動異常やパニック障害なども生じやすい。

原因としては、生化学的な原因は、脳の中のセロトニンが低下しているということが有力である。多くの強迫性障害の薬物は、セロトニンを増加することで効果を収めているからである。しかし、どのような形でセロトニンが関係しているのかということの詳細は全く不明である。脳の影像、つまりＰＥＴと呼ばれているポジトロンを使ったトモグラフィーでは、前頭葉と大脳基底核、特に尾状核に障害がみられることを報告している。またＭＲＩの研究によれば、尾状核の両側の形態が縮小していることが見つかっている。

遺伝は明白にみられるものであり、一卵性双生児の一致率はきわめて高いものである。家族研究でも、一人の強迫性障害が発生した場合には、その家族の35％に同じような強迫性障害がみられると報告されている。

強迫性障害は突然理由なく生じることが大部分であり、50～70％の患者は何らかのストレスによって引き起こされているものである。


例えば、ある高校二年生の男性は、中学生の時、仲間と一緒にアダルトビデオを自分の家で見たことがあったのだが、高校生になってそれがふと出てきて、彼はそれを触ったのである。その日から、彼はそのアダルトビデオのみならず、全てのものが汚い、きれいでなければ触れない状態となり、母親にこれをもってこい、あれをもってこい、と自分が接触しないようにし、また「これを洗え」「ここを掃除しろ」というような形で命令することになり、彼は全く家から出なくなり、学校にも行けなくなってしまった。

そして勉強ができないとなると、彼は荒れ始め、家のあらゆるものを壊し始めたのである。壊す時には自分の手で触るというところが、不思議といえば不思議なものではある。

この強迫性障害の人たちは、ひきこもると大変な家庭内暴力を起こすことがよくみられるものである。そして母親を奴隷化し、それを止める父親に暴力をふるうのである。こうなるとそう簡単に学校に行けるものではないので、無理に学校に誘うべきでないのは当然である。つまり強迫性障害の治療に、まず専念すべきである。

この高校二年生の男子の場合には、結局「アパートで一人で住むことがよいだろう」という私の助言で一人で住み始めた。「こんな子がどうして一人で暮らせるのですか」と、母親と父親は言っていたが、「その方がいいんです。もし自分で触りたくなければ閉じこもっていればいいし、お腹が空けば外へ行き、コンビニで何かを買ってこなければならないでしょう。そうするといろんなものに自ら触らなければならないでしょう。そのことが治療になるのです」と私は言った。やがて彼は高校を卒業し、一浪の後、最高学府に入学した、という例もみられたものである。

アメリカでも、ハワード・ヒューズという、アメリカ全土にマーケットを広げた大変な富豪がいたが、彼は外に全く出られず、また水道の水も飲めず、触れず、自然のわき水しか飲まなかったという。お風呂に入るにしても、自分のこだわりや儀式的な行動があり、きわめて長時間、例えば数時間もお風呂に入らなければならないので、そのために疲れてしまい、なかなかお風呂に入れず、結局は1ヶ月に1度しかお風呂に入らないという、清潔好きであるにもかかわらず、不潔な状況になっていたのである。

強迫性障害の多くの患者さんは、その症状を人に伝えるということをしないので、5年～10年治療に来るのに時間がかかってしまうことが多い。このことがいっそう治療を遅らせてしまうのである。そのまま治療しなければ、20～30％の人は大体自然に改善していくものであり、40～50％は軽快し、残りの20～40％はそのままでいるか、さらにいっそう悪くなるものである。

治療については、通常の精神療法があるが、多くは後に述べる、自分が触りたくないものに少しずつ慣れていくという、暴露療法が重要なものである。

さらにまた、薬ではSSRIやアナフラニールなどが効果があると報告されている。確かにそれは多少効果があり、私のデータでもSSRIはおよそ25％、強迫性障害を改善するが、25％ではあまりにも低いレベルである。しかし、アメリカではSSRIの効果はもっと高いことが報告されている。例えば50～70％と言われているのである。

しかし、日本人にはそこまでの高さはなく、結局はSSRIを試したり、アナフラニールを試してみたり、あるいはまた抗精神病薬、例えばセレネースを試したりして、その人にとって一番効果的なものは何であるかを探すものである。

ＳＳＲＩは比較的副作用がないと言われているが、睡眠障害や吐き気、頭痛、不安、落ち着きのなさが見られるものであり、時に突発的な行動が起こってしまうこともみられる。このような強迫性障害は、既に述べたように顕著に増加しているものである。

ある高校一年生の女性は、毎日お風呂に4時間かかっていた。そして外から帰ってくると手洗いは、これもまた2時間であった。そのような状況で、母親が私の外来に連れてきたものである。本人は学校へは全く行けず、やめてしまっている。これは私にしてみれば、もっと早く来て、学校をやめるかやめないかの議論を外来でやって欲しかったと思われた。学校に行くレベルにまでもっていくのは、そんなに難しいことではないと思われたのである。ただ、完全に治すことはきわめて難しいと言えるのである。

ともかく学校をやめて、私の外来に2週間毎に通ってきているが、私は彼女に対し行動療法を使うことにした。というのは、ＳＳＲＩやアナフラニールは全く効果がなかったし、セレネースも全く効果がなかったからである。行動療法のみに望みを持っていた。その行動療法の中でも、暴露療法というのがとても重要なことであった。

彼女はボールペンや鉛筆すら触ることができないので、私はそういう簡単に触れるものから触ってもらっていた。ドアのとってでも少しずつ触れるようにした。そして、とってを触って手を洗っても構わない、というところから始まったのである。

また洗浄強迫、あるいはお風呂の長さについては、時間的な目標を決めた。つまりお風呂に関していうならば、最初は3時間から2時間を目標にしよう、2時間から1時間半を目標にしよう、1時間半から1時間を目標にしよう、そして30分を目標にしよう、そして、現在約1年かかっているが、やっと30分になっている。1年というと長いと言われるかもしれないが、私はこの治療の中ではきわめて順調にいったものと考えている。

行動療法というと、いかにも行動だけを修正するようであるが、やはり医者と患者の信頼関係がとても重要であり、その信頼関係なしには、彼らはお風呂の時間を短くすることは困難である。

手洗いも2時間から1時間、今や20分に減っている。時に水道料金を目標にすることもある。大体3万円前後使っていることが多いので、2万円台にしよう、やがては1万円台にしよう、というようなことも使うものである。

このことによって彼女は少しずつ進歩し、今は外に出るのもそんなに苦痛ではなく、またお風呂も短くなったので、毎日入ることが可能となっている。彼女の段々元気になる様子が顔色でもよくわかるのであるが、ある程度自信がつくと、特にこちらが言わなくても、自分から時間を縮める努力をするものである。そして快復に向かっているのである。

彼女の強迫性障害は、とりたてて理由はなかった。ある日から突然、手洗いとお風呂が長くなり、ものを触るのも恐怖になったものである。彼女の場合、学校の先生も「なぜ学校に来ないのか」ということをよくわかってくれなかったようである。また、彼女もあまり説明したくないことであった。お風呂に4時間も入るなどということを、そう簡単に人に言うのは辛いからである。しかし、せめて学校の保健の先生はよく聞いて理解してあげなければ、ますます孤立して苦しむものと思われる。

ある中学2年生の男性は、学校に行くのに人とすれ違い、触れると、また自分の家に戻り、洋服を着替えなければならなかった。そのために2時間遅れて学校に行くのであった。その理由は全くわからなかった。学校でも全くわからなかったのである。

さらに、私もわからないことであったが、彼を入院させると、ある時真っ赤な顔をして何かをこらえているかのようであった。そして「これからすぐに家に行かせて欲しい」と言うので「じゃあ行ってこいよ」と許可し、彼は1時間半ほどで戻ってきた。そこで「君、なんで慌てて家に帰ったんだい？」と聞くと「先生、正直なところ恥ずかしいけどいいます。私はトイレの便座に触ることができないのです。そしてまた、真っ裸でないと嫌なんです。どうせトイレを使うと、自分の身体におしっこやその他の汚いものがふりかかると思うんです。ふりかかることがわかっているのに、洋服を着たまま排尿、排便ができないんです。洋服が汚れるからです。身体の汚れはシャワーですぐ取れるので、裸のトイレがよいのです。だから真っ裸になって入って、そして汚れた身体をシャワーで洗わないと、私は気が済まないのです。」という話であった。このような不潔恐怖やバイキン恐怖が、彼を強迫行為に駆り立てていたのであった。

彼についてよく聞くと、自分の両親が喧嘩ばかりしているということが大きな問題であった。特に父親は、アルコールを飲むと母親と激しい喧嘩をし、今でいうＤＶ（夫婦間暴力）になっていたのである。その父親を彼は不潔と考え、この父親の不潔が全てのものの不潔に広がっていき、それが不潔恐怖、あるいは洗浄強迫という形になっていたのであった。

このことがわかった時、私は父親を呼び、「彼が学校に行けない、あるいはこの強迫性障害の原因は、あなたがアルコールを飲んで奥さんと喧嘩をすることにあるんですよ」と言うと、びくっとしたような顔をしていたがじっと考え込み、「息子が治るというなら、私はもうアルコールも飲みません。妻とも喧嘩をしません」と明確に述べていたものであった。果たして、その父親はアルコールも飲まず、妻との喧嘩も中止したのであった。

やがて2ヶ月の後、この中学2年の彼の強迫性障害はすっかり消えてしまい、普通に学校へ行くことができた。時々外来に遊びに来て、面白い話をして帰るが、治療は全くなくなったものである。

このような理由がある場合は確かに治りやすいものである。しかし治りやすいといっても、原因を明確にする分析が必要である。

また、ある高校1年生の男性は、電車の手すりにつかまるのが汚い、つり革も汚い、ドアのノブをつかむのも汚いといい、触らなかった。そのために母親と一緒に外へ出るしかなかったのである。さらにドアを開けるには、何回も繰り返して開けなければならなかった。また、私の外来に来た時には、診察室の椅子に何回も立ち上がってまた座り、立ち上がって座りという繰り返しの行動がみられたものである。

このような強迫行動に対しても、「さあ、1回でやめて」と私が言うと、彼は我慢して1回でやめることができ、さらにまたドアの開け閉めの繰り返しも、「さあ、1回で出よう」と声をかけると1回で出来るようになったものである。

後はお風呂や洗浄強迫である。これは母親に「声をかけて、時間を少しでも短くするように彼に言ってみて下さい」と言い、それはゆっくりであるが、時間が短くなっていったものである。2時間入っていたお風呂は、今現在は30分で出ることができるようになり、手洗いも2時間であったが、今や20分という状態になっている。これでも多いものであるが、日常の生活にはさして不便な状態ではなくなってきている。

そしてまた、「これは強迫性障害という病気であって、あなたがそれに取り込まれているのだから、この取り込まれた病気にあなたは打ち勝たなければならない」という説明も重要なのである。時に自分のやっている、このような強迫行動や強迫観念があまり苦にならず、当然としてやっている人がいるものである。そのためにも、この強迫性障害が精神障害の一つであることを明白にし、治療の目標を掲げるべきなのである。

ある高校3年生の女性は、「人とすれ違うと、人の首を切るのではないか」という恐怖感があり、外になかなか出られなかったものである。彼女は「先生、私は首なんか切ってませんよね」と恥ずかしそうに聞くのである。つまり、その考えがおかしいということを知っていて私に聞くのである。

私は「そんなの切るわけないじゃないか」と初めは答えていたが、ある時からわざと「うーん、切ったかもしれないね」と言うと「えーっ」とびっくりし、次に「先生、本当に切ってないですよね」とあまりに真剣に言うので、「切ってないよ」というふうな言い方にし、彼女を落ち着かせたものであった。

この場合、わざと切っているかもしれないということにして、彼女を驚かせ、逆にこれを治さなければ、という力の方に力点を置くという目的で言ったものである。今では「君は人の首を切っているよ」と言うと大笑いするが、当時は真剣なものであった。

ある高校1年生の男の子のケースは、母親から電話がきて「緊急で家に来て欲しい」と言われたので、車でかけつけてみると、母親が彼の部屋の前の廊下に立たされていたのである。

「お母さん、何でそんなところに立っているのですか、いつまでも」と言うと、「息子に脅かされるのも怖いし、暴力も怖いものですから。私がある時、彼の気に入らない茶碗の並べ方をしたら、その日から全て動かしてはいけないということになり、ご飯も茶碗も何も触ることができず、そのままになっているのです」「それで食卓の上に新聞がかかっていたのですね」「そうなんです。私は失敗したということで、その罰で廊下に立たされ、お仕置きを受けているということなんです」「まさか、子どもにそんなことを言われてお仕置きを受けるなんて、お母さん、おかしくありませんか？」「先生、その怒り方は尋常ではないんですから」と言うのであった。

私が彼の部屋をちょっと覗いてみると、真っ暗の部屋で彼は寝ていた。そして私は彼に「これではお母さんは死んでしまうよ。君は自分の癖を治さなければならない。これは一種の病気なんだよ。精神障害の一種なんだ。強迫性障害というんだがね」と言うと、彼は「これが病気ですか？」とびっくりしたような顔をしていた。「さあ、そんなところで寝ていて強迫性障害で悩んでいるよりも、もうこのレベルでは病院に入院しよう」ということで、病院に入院することが可能となった。

彼は病院に入ると、あまり強迫行動をすると、つまり洗浄強迫をすると周りの患者さんから「そんなに水を使うな」などと叱られるので、特に私が治療しなくても洗浄強迫の時間は短くなり、やがて全くなくなってしまった。これも皮肉なものであり、家族が言えば喧嘩になるものを、第三者が言うと消えていくことが多いということも、このような強迫性障害の特徴の一つなのである。

かくて強迫性障害はきわめて多い。それは現代文明というものは、一途にきれいであることを求めてきたからである。それが全ての原因ではなく、やはり遺伝性、あるいはずっと昔からこのような病気があったのであるが、近年ますますきれいであることが要求されるようになって、このような強迫症状がいっそう多くなったものと思われる。

どんな会社であれ、どんな学校であれ、きれいでなければ子どもたちは来ない、あるいは大人は来ないということになれば、全てのものがツルツルとピカピカと光っていなければならないこととなる。このような異様なほどの潔癖感が強くなっているのが、この現代文化の特徴なのである。その流れが、この強迫性障害の増加に関係しているものと私は考えている。

学校でも、このような強迫性障害のことをこれからますます十分に知っていなければならないと思う。本人はなかなか説明しようとしないので見落としてしまうが、このような強迫性障害によって不登校、あるいはひきこもりになることも、これからは気をつけてみていかなければならない。

治療も決定的な治療がないだけに厳しいものであるが、やはり行動療法を中心として、本人の意思の強さを励まし、治す勢いをつけ、そして少しずつ治していくのが着実な治し方である。

8・ヘルマン・ヘッセ及びサリンジャーにおける不登校の問題

不登校を扱った文学は、ヘルマン・ヘッセの「車輪の下」および、アメリカのサリンジャーの「ライ麦畑でつかまえて」である。このヘッセとサリンジャーは、思春期・青年期の子どもたちのいわばバイブルとして多くの人に影響を与えているが、いずれもそれは不登校に至っており、もっと細かく言うならば、不登校を起こしたあるいは引きこもっている子どもたちのバイブルであったのである。

それが今もそうであるかはいささか私は心許ないが、しかしこのような不登校を考えることは、思春期・青年期と学校の問題を考える上で重要な側面を含んでいると思う。まずヘルマン・ヘッセである。ヘッセは「車輪の下」を29歳で書いているが、これは自分の思春期の不登校時代、そして学校をやめた頃の実話に基づいて書かれた本である。

ヘルマン・ヘッセは、1877年に南ドイツ、シュヴェーベンのカルプに生まれている。小さいときから極めて怒りが強く攻撃的で、母親はヘッセをもてあましていた。ヘッセの母は自らに、「ヘッセを養育する力はないのではないか」と言っていたようだ。13歳で神学校受験のためにゲッピンゲンのラテン語学校に入学。14歳でマウルブロン神学校を受験、試験に合格し9月入学。順調な学校生活の滑り出しであったが、翌年には不適応で学校を飛び出している。牧師の息子であり、牧師になることを期待されていたが、神学校に不満を抱いて発作的に親の説得も聞かずに退学している。当時15歳であった。

ヘッセは親から精神病院に行くようにすすめられるが、結局精神療法をする有名な牧師に預けられる。しかしそれも失敗し、銃による自殺を試みた（ピストルは自分で買ったものである）。これは、幸運にも銃弾が入っていなかったので偶然助かる、という極めてリアルな自殺未遂であった。

その後カーンスタット高等学校に入学するが、一年ももたずに退学している。この間気持ちは荒れ狂い、家に居られず、絶えず自殺念慮やうつ気分に襲われている。彼には自然や山を旅することが唯一の慰めだったらしい。

やがてエスリンゲンの本屋の見習いになるが、3日で逃げだす。この時16歳である。仕方なく父の仕事の手伝いをしたり、自らカルプの工場の見習い工となり、塔の歯車磨きをする。その間、姉に英語を習ったり、ブラジルへの移民を考えたり、さまざまなアイデンティティの問題に苦しんでいる。

しかし18歳の10月にチュービンゲンのヘッケンハウアーの本屋の見習いになり、ようやく落ち着いたのである。詩作を秘かに進めていたので、本屋で働くことはヘッセにとっても納得のいくことであった。

22歳でロマン的な詩「真夜中の後の一時間」等を創作した。この詩はリルケやカールブッセに認められ、「新ドイツ詩人叢書」に加えられたのである。当時ヘッセは非常に真面目に書店員として働いていたので、それを評価され、バーゼルのライヒ書店に移ったのである。

このようにヘッセの不登校の大きな原因は、「車輪の下」を読めばよくわかるように、自由に青少年を育てる学校ではなく、青少年の心を抑圧する学校体制に対する批判が、ヘッセの主たるものではあった。

しかし元々ヘッセには、そのような学校体制に適応できる素質を持っていたのかどうかは、いささか疑問が残る。集団生活におよそなじみにくい性格であり、しかも自己主張が極めて強い。さらに怒りが極めて強く、その怒りが人に向かわないとなると、自分に向かってしまい、自殺未遂すら起こしているのである。

このように、ヘッセは集団生活に馴染む体質に欠けていた、と言ってもいいものであるが、ヘッセの立場に立てば、「なぜに集団生活の中で画一的な教育をするのであろうか。個性を生かすのではなく、個性を殺す教育ではないのか」という批判でもあった。

ヘルマンヘッセの場合には、この学校側の問題と自分側の問題が、両方見られていたように思われる。したがっていっそう学校にいられなかった、と言ってよいであろう。「学校に行けば息が詰まり、殺されそうになる」と訴える不登校の子どもたちは多い。それは、集団に馴染む素質にいささかかけていると思われる。でもそのような子どもたちを排除することは、当然妥当な教育ではない。その子の素質というものに向かった、より妥当な教育を考えていくべきだと、私は思っている。

ヘッセは学校をやめて書店員になったときに、初めて落ち着くことができた。それは自分の居場所を見つけたからである。それと同時に、それまで支えてくれた母の愛情は極めて大きいのである。実際ヘッセが詩で賞をもらった時に、急いでそのことを報告しに母親に会いに行くのであるが、会う直前にその故郷の母は亡くなったのであった。

ヘッセはやっと、自分が周りの人に認められた。お母さんに今までの愛情を感謝したかったのである。ヘッセは、どれだけお母さんを苦しめたかわからない、という気持ちがあり、お母さんにようやく社会で認められた一人前の人間としての自分を認めてもらおう、と思っていた矢先に母の死にあうとは、何と皮肉なことかと思うものである。

しかしその後のヘッセは、詩人としてそして作家として「デミアン」などの名作を残し、小説家としても文壇で大きな地位を占めていく。そして69歳で、ゲーテ賞とノーベル賞を贈られるのである。しかしヘッセには一生、安定した生活というものはなかったと言ってよいであろう。晩年になってニノン夫人との生活が、唯一落ち着いた生活だったと言ってよいものである。

私の経験でも、高校2年生で「私は集団生活には向いていない。また画一的な教育の中で生きることはできない。私はもう死んでもいいんです」と述べていた男子生徒がいたものである。私は彼とじっくり話し込んだが、やはり「死のうとすることを先生は止めることはできませんよ。人間には死ぬ自由があるのですから」と言うことで私も苦しんだが、彼の気持ちを止めることはできなかった。ある意味で仕方がないのかもしれなかった。

しかし、彼がある時「死ぬ前に、昔の小学校の友達に会いに行く」と言って、遠い自分の生まれた町に行き、その友達に会ってきたのである。すると彼は、やがて学校に行き始めたのであった。そして死ぬことも止めたものであった。このあまりの変化に私の方が驚いたものである。生きる意欲、学校へ行く意欲は古い友人から得られたのである。

しかし学校というのは、ある意味で矛盾したところでもある。自由な個性の発揮、と主張しながら、集団として教えなければならないので、それは当然ある種の拘束力と画一性を持ってしまうものである。このバランスの中を、学校の先生方は生きなければならないいわんや日本では、文部科学省の指導要領があり、それによってますます画一化される恐怖を持つ生徒は少なからず見られるものであろう。

なぜ教育なのに自由な考えを許さないのか、ということにぶつかるのである。この矛盾の解決は、それぞれの生徒、それぞれの先生が悩まなければならないものである。生徒にとって、その悩みを悩み抜けることが、社会に入っていくのに必要な力となるだろう。

昨今の教科書では、ご丁寧にも重要な部分には赤字や、何らかの形で注意を促すように作られている。しかしこのこと自体、ある意味で大きなお世話だと言ってよい。一人一人によって、その重要さを感じさせる部分は違うはずである。それを「ここが重要だから覚えなさい」と強要することは、親切なようであるが、それが画一性を要求しているということに教科書を作った人は気がついていないようである。

日本の多くの生徒にとって、授業は決しておもしろいものではない。私の聞いている限りでは、おもしろいと言った子どもは実に少ない。また私自身を考えても、授業は明らかに嫌いであった。しかし友達と会うこと、話すことが楽しかった。そのために学校へ行っていたと思われる。したがって私にとっては、不登校はあり得ないことであった。不登校で家にいれば、家のお店の手伝いをさせられるのが関の山であって、やはり学校の方がはるかに楽しいものであった。

しかし、今現在の学校の生徒たちの不登校の数は年々増加しており、しかも中学校を中心に増大しているのである。「学校はおもしろくない、そして集団に合わせることはできない」というのが、彼らの実際上の気持ちである。

勉強が嫌いでも、友達との関係ができれば学校に行くのであろうが、友達との関係を築けない、というのが大きな問題になっている。少子化、親の過保護、塾、偏差値といった問題が彼らを苦しめているものでもあろう。

しかし昨今は、学校の締め付けはあまり見られなくなってきたので、皮肉なことに、実に簡単に不登校になっている人も多く見られる。

私のところに、学校の先生の促しで来た生徒がいた。高校生の女子であったが、「別に学校に行くのはいやじゃないんですよ。行こうと思えば行けると思うんですけど、じゃあ行かねばならぬかというと、それが義務になってはつまらない、だから私は行きたくないんです。友達だってよく私のところに遊びに来るし、困ってはいません。別に学校へ行かなくても、友達は大勢いるんです。ただ学校の勉強がつまらないんです。自分で勉強したっていいじゃないですか」と、学校制度を無視した形の不登校の人も結構多い。本人は悩んでいない。「自分の自由である」と主張するのである。私は、「このようなことを平気で主張する生徒が現れてきたのだなあ」と、思わず時代に動きを感じたものである。

昨今は、勉強が嫌いだという子も平然と不登校になる。「自分は勉強に向いていないいんだから、仕方ないんじゃないですか。学校に行かないで家で自分なりに楽しんでいた方が、自分に向いているのです。私は納得しているのですから」と、平気で学校へ行かないのである。これは怠学とすべきであろうが、これもある意味でその子の生き方を自分で見つけ、そのように生きようとしているものであり、あえてそれを否定できるとは、私には思えない。

ある中学の不登校の男子は、ひきこもりでもあった。あまり友達とも遊ばず、家に閉じこもっていただけであった。彼は中学3年生であったが、会ってみると実に心の純粋な子であった。「なんで君は学校に行きたくないのかな」と聞くと、「学校というのは、あれを勉強しろ、これを勉強しろと強制してくるじゃないですか。でも自分で勉強していれば、自分の好きなように勉強できて楽しいじゃないですか。それが理由ですよ」と言うのである。もちろん友達との関係が薄いので、対人関係も希薄であることは一方で現実として認めざるを得ない子ではあった。彼が家でやっていることは、パソコンを分解し、自分なりのパソコンを作ることが趣味であった。

「君、これからどうするの」と聞くと、「定時制に行きます。定時制を出て、それからコンピュータ会社に勤めたいと思う」と言うのであった。つまり全く先の見えない、よく見られる不登校児ではなく、先を考えた不登校児なのである。彼が、自分の好きなことをやる、パソコンを新しく作る、といった積極的な創造性への意欲があることに、私は感動させられたのであった。

学校だけが全てではない、その通りである。義務教育といえども、個人の自由を拘束することは難しいであろう。義務教育というものを勝手に子どもたちに押しつけて、その義務教育から外れると不登校児、あるいはドロップアウトとして見られるのは、いささか私も納得できるものではない。人生の生き方を決めるのはその個人であって、その決めることに対して、他人や学校制度が特定の生き方を強要することはできないはずである。ともかくも、私たちにとって重要なことは、自分で人生を決める自由、これを保証してあげなければならないと思う。

もちろん不登校児には「対人関係がもてない」ということで不登校に至ることも多いので、それがその子の将来にとって有益かどうかを考えてみなければならない場合も多い。

そのような子どもの大多数は、学校に行きたいのに行けないのは、友達との関係の中で孤立してしまうからである。「一人でいることは怖いです、辛いです」というようなことを言うものである。したがってそのような子どもには、私は対人関係の学び、つまりSSTやロールプレーを通じて、実践的に対人関係の場面を設定し、それを通じて対人関係の力を付けていくように進めることが多い。ある程度力が付くと、自ら学校に行くことも見られるものである。

このように、対人関係の学習をしてあげると本人の能力もいっそう発現しやすくなることも事実であり、学校に行っていた方が学力が伸びる、と言う子が大多数である。ただ、例外もあることを我々は頭に入れておかなければならないことは、再三私は述べていることである。

一般に義務教育があることで、多くの人は助かっていると思う。度重なる試験は、例え嫌であっても、それを積み重ねることによって知識は次第に高まってくる。そしてその知識によって自分の視野が広がり、自分の人生の決定もより広い自由度を獲得するということは、一般的な事実であろう。

しかし自分で、つまり独力で学んでいくことをあえて行う人たち、あるいは集団の中で学ぶことが苦手な人たちにとっては、そのような義務教育は苦痛でしかない場合があり、そのことをより前面に押し出してくる生徒が、昨今次第に多くなりつつあると思う。そのような生徒のために、より自由な学校の対応が要求されるものであろう。つまり義務教育はすべてではない、ということである。

ヘルマン・ヘッセのように、学校から逃げ、しかしそのことによって却って自分の文学的資質が発揮されるということは、彼の人生にとっては、学校に行かなかったことがかえって良かったと言えるものである。

サリンジャーの「ライ麦畑でつかまえて」も、学校の画一性、個性の圧迫と言うことに対する反発から、学校を逃げていった少年の物語である。思春期・青年期にとって、ようやく自分の個性というものが目立ち始め、育ち始めるときに、義務教育というものによって却って教育の画一化が押し寄せてくるのであれば、彼らの良い芽が奪われてくることが多々見られるものであろう。

ところでサリンジャーは、この思春期の子どもたちの大人の偽善に対する批判、かたくなな常識という名の俗物性の押しつけを鋭く批判したのである。そして大人の偽善性を、幼な心の絶対的な無垢さと対比した。この小説の主人公の少年が一番嫌うのは、インチキなもの、嫌らしいもの、既成の価値観、精神の下劣さ、欺瞞、不潔さであり、それらをシニカルに見下し、子どもの純粋さの世界を夢見るものであった。

この小説の終わりに、次のように主人公は述べている。主人公は学校をやめたと同時に、病人として治療を受けてることになっている。彼の話は以下のようである。

「僕が話そうと思うのは、これだけなんだ。うちへ帰って、僕がどうしたかとか、どうして病気やなんかになったかとか、この病院を出たら秋からどこの学校に行くことになっているかとか、そういうことも言ってもいいんだけれど、どうも気が進まないんでな。本当なんだ。今んとこ、そういうことにはあまり興味がないんだよ。多くの人たちが、ことに、この病院にいる精神分析の先生なんかがそうだけど、今度の9月から学校に戻ることになったら、一生懸命勉強するかって、しじゅう僕に聞くんだな。そんなの、実に愚問だと思うんだ。だって、実際にやるまでは、どんなようなことになるか、わかる方法があるかな？　答えは否だよ。思うだけなら、勉強しようと思うよ。でもわかりゃしないよね。だから、そんなのは絶対に愚問だよ」

このように最後に記していることが、サリンジャー自身が言いたかったことでもある。そしてまた、不登校の子どもたちが言いたいことでもあろう。

しかしその画一性も、学校の先生方のもっていき方によって、たとえ画一的な教科書、画一的な指導要領があったとしても、その先生の個性がより生かされるならば、子どもたちにとって実におもしろい授業になり、自由をより広げてくれる楽しい授業になる可能性を秘めているように思われる。

しかし他方で、学校をやめ引きこもっている子どもたちの多くは、勉強を全くしなくなる。また、そういう知的な興味も失っている子供が多い。ファミコンやテレビゲームでほとんど一日を費やしており、時にはインターネットやチャットで楽しんで一日が終わってしまう人もいる。彼らは年々学力が下がり、17歳になっても小学校の学力、あるいは小学校2年ぐらいの学力でいる子が、時々見られるものである。

ある男性が私のところに来た。20歳になっていたが、彼は小学校高学年から不登校になり、全く学校に行かず、中学校も高校も行かなかった。当然学力は小学校である。この、20歳の青年が小学校の学力しかないというのも、日本では実に奇妙なものであった。引き算や割り算ができないのである。自分の家は自営業であるが、これではその自営業ですらできないことになる。そのために、20歳になって目覚めて、これでは自分の自営業も継げない、ということで私のところにやってきたのである。

そして通信教育をやり始めたが、その努力は並大抵のものではなかった。小学校から高校にまで一挙に飛び上がるのであるから、当然のことであろう。このような苦労を見ていると、やはり小学校、中学校、高校と自分の学校に行っていた方がよほど楽だったに違いない、と思うのであるが、当時はそんなことに気づくはずはない。本人にとっては、嫌であるとなれば学校は行かなくなってしまう。そして彼自身、20歳で小学校低学年レベルの学力でも、あまりそのことについて悔いてはいないようである。いや、厳密にいうと時々彼は「小学校からちゃんと学校に行けばよかったですよね」と、笑いながら言うのである。また、通信教育の辛さを嘆くこともある。

しかし他方で、社会的能力はかなりみられた。20歳並みの社会的な常識、対人関係の接触といったものを学びつつあり、実践的な側面では、学力を除いて彼にはあまり問題はないものであった。時々私の外来に来ては、からかって帰っていくのであるが、彼との話も結構面白いものである。ともかく彼は、今現在自分の自営業を父親から継ぐことを大きな目標として頑張っているのである。そして今や、数学だけが最後の科目として残っており、いずれ高校の通信学校生としての卒業が可能となる段階に来ている。

これとは逆に、今の学校制度にあまりに適応して、ほとんど勉強しかしない子も昨今は多いものである。特に医学部志望の生徒たちは、勉強マシンと呼ばざるを得ない子どもたちが多い。毎日毎日勉強し、全く飽きることはなさそうである。いや、彼らの表情は単なる無機的な顔であり、機械のように勉強をしているだけで、そこには喜びの感情が見られないものである。

ある高校2年生の女の子が、医学部を受けるということで勉強しているのであるが、自分で私の外来にやって来た。「先生、私は何の楽しみも感じないのです。感情がないのです」と言うのであった。確かに表情はなく、硬く冷たい表情であり視線であった。「何でそんなに勉強するの？」と聞くと、「ただやっている、ただやらねばならない、というだけなんです。やって偏差値が高く順位が高ければそれでうれしいんです」「じゃあ君は、競争のために勉強するのかい？」と言うと、「そうです」と、何らためらいもなく答えているのである。「しかし君、そんな勉強ばかりして、いろんな教養はどうなっているの？小説を読んだり、映画を観たりするの？」と聞くと、「そんなことはできる余裕がありません」と平然と答えていた。

これは、有名受験校の医学部志望生であるが、このような医学部志望生の中には、全く教養がなく、ただ教えられたことをほとんど覚えてしまうことで勉強だと考えている人もいるのである。多分、この人たちは医学部に入るのであろうが、医学部に入っても人間的な感情を失っているとすれば、何のための医者なのであろうか、と私は危惧するのであるが、彼らにはその危惧はない。ただ「感情がなくなる」という不安を述べるだけなのである。

しかし、この女子生徒は私のような精神科医のところに相談しに来たという点では、自分のバランス欠如を知っているのである。それだけでもよしとすべきである。

このようなことは親が注意してあげないと、自分の位置、自分の立場がわからず、ただただ機械になることに徹してしまい、ただ自動的に学ぶことに徹し、それこそ学校制度の奴隷化した子どもたちになってしまうようでもある。そこには真の創造性は全く見られないのである。このような過度の適応過剰も大きな問題となっているのが、昨今の学校なのである。

9・ひきこもりと少年の凶悪犯罪

凶悪犯罪は、従来は非行仲間が中心であった。彼らの集団がだんだん力を増し、それが時に集団心理的に凶悪犯罪に至るというような流れが一般的であった。このような集団凶悪犯罪は現在増えてはいない。しかし他方、一人で凶悪犯罪を起こし、何人も殺すという犯罪は、今や日本では増加し、恐怖の対象となっている。つまり凶悪犯罪の生じ方は集団と孤立した一人というあり方に分離していることが、今現在の凶悪犯罪の状況なのである。

一人で起こす凶悪犯罪というのは、きまってひきこもりがちであり、そしてひきこもっているが故に肥大した自尊心を持ち、そしてまた共感性や対人関係が著しく劣っていることが多いものである。このような共感性がないということ、それから感情のコントロールができないということ、一人でひきこもることによって全ての世界の王者であると同時に、時によっては卑小化し、一人だけの家来というようなところにまで想像は膨らんだり縮んだりしているものである。それが膨らむばかりの自尊心、膨らむばかりの自己愛ということがひきこもることによって容易に起こる人たちが凶悪犯罪のハイリスクの人たちだと言えよう。そして彼らの高い自尊心はちょっとしたことで傷つけられ、それが長く恨みとなり、犯罪という結晶化を生み出すものである。

彼らは自尊心が高い、ないし自己愛が強いが故に普通の世界の中では生きられない。つまりひきこもっており、普通の世界で挫折していることが多い。その挫折を一挙に埋めようとして、裏の世界、つまり犯罪的な世界で一挙に目立とうとする傾向が強い。「自分の存在感はみなは薄いと思っているがここまで存在を明らかにすることができる。犯罪という世界であれ、私は存在感を誇る人間である。さあ、見るがよい。私を注目するがよい」といったような個人の凶悪犯罪はやはり目立つものである。

バスジャックの少年にあっても、犯行後、警察署に収容されている時でも、母親が会いに行くと「テレビはどういう報道をしていた？　新聞はどうだ？」というような、自分がどう報道されているかということに関心を持ち、殺された人のことには全く関心を持たず、また謝罪する気持ちを持たないものであった。そのことに母親は驚いていたほどであった。これが典型的である。

またテレビゲーム、パソコンネットワーク、ホラービデオなど、殺人少年は大体持っている。特にホラービデオは彼らの殺しのシュミレーションになっていることが多い。神戸の14歳A少年が持っていた性的サディズムについて、それと同じ性的サディズムによる犯罪をアメリカについて調べてみた。それによると数年の間に16例ほど見られたが、ほとんど連続殺人であった。そして知的レベルはやや高かった。したがって殺人の仕方も性的サディズムのために、より長く快楽を感じようとして絞殺が多かった。そしてまた60％以上の人が「羊たちの沈黙」に影響を受けたと記していることに驚かされた。

また、ものの豊かさがかえって心のつながりを薄くしている。そしてものの豊かさそのものは人間の活動力を奪い、倦怠感、虚無感が生じやすくなってくる。彼ら孤立した犯罪予備軍の人たちは、人間を「モノ化」する。それは動物虐待、あるいは動物殺しからつながってゆく。生物の「モノ化」がみられる。

多くの少年犯罪の殺害者たちは、人を殺す前に、特にペットを殺すことが先行していることが多いものである。神戸の少年A、そして京都の「てるくはのる」、あるいは大分の一家虐殺事件の犯人の少年、彼らにはペット殺しが先行していた。

昭和24年から平成10年までの主要刑法犯少年の検挙人員、および人口比の推移をみると、昭和25年から26年をピークとする第一回目の波、そして昭和38年、39年を中心とする第二の波、第三の波はこれはかなり広範囲にみられたものであり、昭和56年から昭和62年頃までにみられた第四の波、そして今、平成9年から10年にかけてまた急速にその検挙人員は増えており、また人口比も増えており、これが第五の波となる可能性はきわめて高いものである（総務庁青少年対策本部、２０００）。また２０００年の少年凶悪犯罪は、すでに8月の段階で昨年のおよそ二倍に達し、50数例になっているのである。

このように一人で起こす犯罪が、大人ではなく子どもであるということは、未だかつて我々の少年犯罪の中にあったものであろうか。

現代は子どものひ弱さがさかんに言われているものである。そのひ弱い少年がかくも大胆な行動を起こす一番の理由は、まずは欲望の断念ができないということ、つまり欲望の抑制を学びきっていないということ、そしてまた自尊心が高く、少しのことで容易に傷つき、いわゆるキレてしまうということ、また一人であるが故に自分の恨みや想像の世界が抑制が利かないほど広がってしまうということである。

仲間がいれば、仲間にそのような考えを少しでも述べればさまざまな意見が出てくるものであるが、彼らには仲間がいない。つまり対人関係が保てないが故に一人でいるということが、彼らの欲望の抑制力を低くしていると考えられる。このような理由から、少年の一人での、たった一回きりの、そしてそれっきりの犯罪が多くなっているものと考えられる。

各少年凶悪犯罪の事件の検討

①平成9年2月から5月に起こった神戸市須磨区の中学三年生の少年が小学四年生女子のお腹をナイフで刺し死亡させた他、小学六年生男子を絞殺し、遺体の一部を中学校正門前に置くという衝撃的な事件であった。この場合も少年は多くの人と付き合っているかのように見えるものであったが、実は多くの人は彼がよくキレることを知っており、また喧嘩が多いことも知っており、あまり近づかないようにしていた。彼はむしろ被害者男児のような小さな子と遊ぶことが多く、同年代の子どもとはあまり遊ばなかったのである。彼は一人で猫を殺し、その舌を集めたり、そしてまたビデオを二階の自分の部屋で一人で見ている時間が長く、その意味でもきわめて孤独な少年だったといえよう。

彼はこのような猫を殺す犯罪、あるいはホラービデオなどのビデオを一人で見ていたり（あるいは友達と見ていることもあったが）、大体は一人で見ていたものであった。時に母親も一緒に見ることもあったという。ともあれ彼は一人で孤独に見ていたことが普通であった。その危険性を母親も父親も全く気にせず放置していたということは、彼自身自分の内面の悩みを話さなかったという意味では、家の中でも孤立していたといえる。

特に彼の行動は性的サディズムといえるものであり、猫や人間を殺すことで性的快楽を感じるという、先進国特有の犯罪形態を持っており、このような傾向を持っていること自体、少年には大きな苦しみであったであろう。それが時が過ぎ去れば、そのような性的サディズムを負うこと自体ego-syntonic（自我親和的…自分にとって自然に感じること）なものとなり、犯罪へとどんどん進んでいったのである。それを止める人が全くいなかったということは実に残念な、孤独な事件であったといえる。

彼の犯行は、その後のブラック・ヒーローという少年犯行のモデルとなった。

②平成12年5月、佐賀の少年がバスジャック事件を起こしたが、彼の場合は小学校、中学校の頃からかなりいじめがみられ、対人関係も決して器用な少年ではなかった。そして中学三年でさらにいじめがひどくなり、「人は信じられない、学校も信じられない、社会も信じられない」と言っていじめを苦にしている。当然それは孤独な中学生であった。いじめは孤立した少年によく生じる。

高校に入る直前に筆箱を取られ、「取り返したかったら階段の五階から飛び降りてみろ」と言われ、運動神経が鈍いことをみんな知っているのにもかかわらずそのことを要求し、椎骨圧迫骨折を起こし、高校入試は病院で受験したものであった。第一志望を避け、第二志望を受け合格するものの、すでに勉強への意欲はなく、高校は9日ばかり行ってやめている。そして友達もなく、一人部屋でビデオ、コミックス、ファミコンといったようなものに時間を埋めていた。やがて彼はパソコンが欲しいと訴え、母親はここまで孤立して寂しいのならばパソコンを買ってもいいと認めたのである。それが彼を一時慰めたことは確かであった。しかしやがてチャットにはまるようになると、彼は部屋に鍵をかけ、一層孤立は深まり、親とも話さないようになっていった。それでもパソコンのチャットで多くの人と交わっていたのであるが、そのチャットでもいささか慣れないため何かとからかわれ、「おまえには存在感がない」と言われ、彼は愕然としてしまう。確かに自分は存在感がない。ひきこもるだけの存在であることを改めて認めざるを得なかったのである。この言葉は彼を一層いらいらさせ、「俺は自分の存在をもっと大きく明らかにしてやる」ということが彼のブラックヒーローに向かう道筋であった。

ブラックヒーローとして、彼は病院から出て、実際に全国放送という形となって自分の姿が映し出されることを、自己愛的に彼は喜んでいたものであった。捕まった日にもテレビや新聞を盛んに話題にし、しきりに見たがっていたのである。そのブラックヒーローも、捕まってしまえばあっという間に消えてしまうヒーローであることを彼は本当に知っていたのであろうか。かくてまた少年犯として一人の部屋に入れられ、孤独に舞い戻ったものである。彼は神戸の少年Aを尊敬していた。

③平成12年8月14日未明、大分県野津町の農家に高校一年生の少年が侵入し、一家六人を次々と刃物で刺し、三人が死亡、三人に重軽傷を負わせる事件が起きた。この場合、少年が「風呂を覗いた」ということを、この家の親から自分の親に伝えられたということに対して恨みを込めたというふうにされている。そしてその前にすでにのぞき見があったということで、相手の家からは無視され、誰も自分に挨拶もしてくれなくなった。あるいはまた、一番仲の良かったその家の男の子ですら挨拶の言葉がなかったということで、彼は強い恨みをもっていたのである。彼は実際にのぞきをやっていたからこそ、一層傷ついていた。

この事件はもともと対等な対人関係が保てず、やはり年齢が下の子としか遊べなかった。また根本的に重要なことは、この15歳の少年が、被害者の家の二歳年上の女の子に恋愛感情を持っており、それを打ち明けたがつれなく拒否されたことである。そのことによって、彼は職業学校に行きたかったのに、あえて普通科を選んだ意味がなくなってしまったのである。勉強に身が入らなくなり、ピアスや髪の毛を染めることによって非行化への傾向を強めていた。また先輩に生意気だと暴力を受けている。そしてこの普通科をやめようとすら相談していたのである。

このように被害者の家の高校二年生の女の子に振られたことで、まっとうに高校生活ができないほどに落ち込み、それがやがて風呂ののぞき見という形となり、被害者の家の親から彼の親に伝えられ、叱られることによって彼の怒りはもはや我慢のできないものに変わっていったものと思われる。特に被害者の家族が彼のことを全く無視するようになったことは、彼にとってはもはや遊び相手を全て失ったばかりでなく、自分の家族からも孤立を余儀なくされ、犯罪を起こしたものと考えられる。この彼も一人で遊ぶことが多く、また遊ぶ仲間が少ない農家ではあったものの、それでも遊ぼうと思えば遊べたにもかかわらず、彼は年下の子としか遊べず、それ以外は自分の部屋にひきこもっていることが多かったのである。ここで恨みによる犯罪はめずらしいものであるが、その他の状況は都市型と同じである。

④少年事件ではないが、新潟の事件も極端に引きこもりが強い少年から青年に至っていた人物であった。小さい時から誰よりも豊かにものを与えられ、自分の家に母親といるだけで彼は幸福だったと思われる。しかし他人とは全く遊ばず、全く触れないということはいわゆる常識というものが全く身につかない状態になっており、肥大した自己と弱体化した共感能力は小学校四年生の少女を拉致監禁し、長く部屋に閉じこめていたものであった。その少女をまるでペットのように飼い慣らした状態で部屋におき、それは対等な対人関係

と言うことはできず、むしろ動物を飼うかのうような、飼育するような形で彼女を置いたものであり、やはり彼自身孤独を生きていたと言わざるを得ない。この孤独によって益々彼は社会に出ていくチャンスを失っていくと共に、彼自身社会的なバランスを失っていき、母親を奴隷化していったのである。

⑤昨年夏に起きた、全日空ハイジャック事件の青年は飛行機の中にナイフを持ち込むことに成功し、機長を殺し、乗客全員死亡の可能性すらあった事件であった。これもきわめて凶悪な犯罪であるが、彼もまた小学校から友達がほとんどいないという、きわめて孤立した生活をしていたことが伝えられている。そして彼も分裂病であった。

またバスジャックの少年も分裂病であり、また京都で起きた小学生男児殺害事件の、最後は自殺してしまった犯人の青年も幻聴があったというふうに伝えられている。

また大船で、ハンマーで男性を殴り、殺そうとした少年は弟に比べ、あまり父親に愛されることはなかった。また父親と母親は彼の小さい時に離婚しており、父親の姿を彼はあまり知らないものでもあった。かくて彼の孤独な生活は高校まで続いていたのであった。そして分裂病的な幻聴によって彼は殺人を行っている。

このように見ると、分裂病者は5人ほどいることになり、凶悪犯罪となると少年犯罪の場合は特に分裂病者が多いことだと思われる。そのように考えると、分裂病的な素質を持っているとするならば、自閉的な傾向が強いということもうなずけるものであり、それはまた、ひきこもりとも言えるものである。

このようにみてくると、集団犯罪ではなく、昨今みられる個人で起こす凶悪犯罪者の多くは、小さい頃から孤独に甘んじていたことが多いものである。となるとそれは、対人関係に関してきわめて不器用であるが故に身を引き、ひきこもってしまうことが多いものと考えられる。概して彼らは引きこもることで勉強によってその存在を誇示するのだが、その勉強が挫折した時に、彼らはもはや自分の取り柄が全くなくなるということになり、ブラックヒーローへの道を歩んでしまったと考えられる。

概して彼らの能力は低くはない。それは友達がいないが故に勉強により一層近づいたとも言えるものでもある。しかしそれを除いたとしても、決して能力が低いとは言い難い凶悪犯罪者が多い。彼らの野心が潰れた時、それは彼らのこの正当なる世の中での死を意味するものであったと言うことができるものである。勉強ができることが一つの大きなつながりであったということは、現代の学歴社会ならではの現象だと考えられる。勉強さえできればともかく誰もが認めてくれるということによって、対人関係の能力がなくても偏差値が高ければ社会に生きれるということは、かえって彼らの対人関係の能力を貶《おとし》め、そして偏差値が高くなることを夢見るのであるが、それに挫折するとなると、もはや何ら取り柄もなくなってしまうと彼らは考えるのである。

集団で起こす凶悪犯罪者たちは、概して社会からドロップアウトしている集団といってよい。彼らは学力に興味はなく、また学力も低いことが多い。このような人たちは初めから自分はドロップアウトとしてのアイデンティティーを見つけており、その反社会的な世界で彼らなりの位置を占めているものである。したがって彼らなりの安定度を確保していると言えよう。しかし一人だけで、たった一回だけの、それだけの犯罪というのは、このようなアイデンティティーのないままさまよい、そしてアイデンティティーを犯罪という一回きりの行為によって見出そうとする儚《はかな》い行為だとも言えるものである。

徒党を組んでの凶悪犯罪、例えばお金を巻き上げ、最終的に殺してしまうというものもみられる。しかしこれが多く発生しているわけではない。これらの集団犯罪は一人での犯罪のように自己愛や自尊心の過剰肥大はない。むしろ集団心理がエスカレーションしたかのようにみえる。このようにたった一人の犯罪と集団での犯罪はいささか異なる。

また一人の犯罪でも古典的恨み犯罪と「ただ死を実験したかった」「自分の存在を見せつけてやる」というものとがあるが、当然後者が主流である。自分の存在証明を犯罪によって誇示しようとすることは、実存主義的動機といえよう。カミュの実存主義は、今になって我々日本の少年にみられることに大いに驚かされるものである。

心理療法のあり方

ひきこもった少年犯罪者の心理療法は本人が長くひきこもり、犯罪を起こす考えが肥大化し、かつ強固になっているだけに、治療は普通の犯罪者に比べて極めて困難である。さらに彼らは治ろうとする動機が低い。クレックリー（Cleckley,H.）はサイコパシィの性格の一つに失敗から学ぶことがないといっているが、そのことは殆ど治療が意味がないとすらいっているようである。

私の友人のライアン（Lion,J.）はメリーランド大学の精神科教授で暴力犯罪の研究をしている。彼の犯罪者の治療に関する本音は治るという考えに極めて悲観的である。その彼は悲観的であると言えども、認知行動療法をはじめ力動精神療法、行動療法、集団療法、SST、教育など全ての治療を動員しなくてはならないと語っていた。

ところで犯罪少年たちの一般的治療方法を述べてみよう。まず、順序よく慎重に集団に馴染むことが、重要なことである。彼らがいかに引きこもっていようとも、同世代の仲間たちへの関心は高く、かつ影響を受けやすいものである。この点が治療のポイントだと思われる。ほぼ立ち直ったグループに入ることで自分の倫理観が大いに揺るがされることも見られるのである。一般に反社会性人格障害の治療は閉鎖空間で行われることが常識的である。外来では、本当の自分と向かい合わず、いいように治療者が騙されることが多く、当然、嘘も多い。しかし、閉鎖空間となれば、彼らは嫌がおうにも自分と直面しなくてはならない。また、治療者とも本音の話し合いが得られるものである。犯罪少年は当然少年院、あるいは医療少年院という閉鎖空間なので、この条件は満たされることになる。このような直面化によって、うつ病、あるいはパニック障害、及び虚無感が生じてくることは治療的には良いサインである。ただし、このような精神的な苦しさを乗り越えることによってしか、人格の改善が見られないものである。そして社会に出ても、アフターケアのプログラムが十分に備えられていなければ、意味はない。ともあれ、犯罪者及び反社会性人格障害者は心理療法上最も困難な人々となるものである。

自分の存在を誇示したいということは、逆に深層では自分の存在の無意味性に苛まされているものである。日本の価値の一元化（偏差値重視）もこれに加担していることだろう。また母親のますますひどくなる過保護によって、子どもはひ弱でありながら自尊心は人一倍高くなる。それは一層本人の心が傷つきやすい状況でもある。かくて「キレる」少年を多く作っていると考えられる。

価値観の多様性を認め、行き過ぎた過保護の是正ならびに幼児期のしつけの強化、および小・中での子ども同士の集団遊びを広めることが子どもの対人関係能力、感情のコントロール、共感性の増大、自尊心の妥当な位置づけが可能となり、青少年の凶悪犯罪はより少なくなるものと考えている。

また17歳は一番性欲が高い時であり、そのことはまた暴力性と深く関係するものである。さらにこの思春期青年期は多分に非暗示性が高く、人の犯罪の報道によって暗示的に自分も引き起こすということも十分考えられることである。

10・身体醜形恐怖

身体醜形恐怖は、もとは醜形恐怖として顔の美醜にこだわる精神障害として考えられていたが、今や身体も含めて考えざるを得なくなった。DSM—Ⅳという一番新しい、アメリカ精神医学会作成の診断基準では、身体醜形恐怖（Body Dysmorphic Disorder）に醜形の範囲が極めて広がったものである。

この病気は古くからあったものの、近年になって急速に注目されて来た。それはやはり食べるもの、着るものが豊かになるにつれ、後は顔の美醜、体の美醜に関心が移ったということでもある。「衣食足りて礼節を知る」という言葉があるが、むしろ、この醜形恐怖が増えている現代というのは「衣食足りて美醜を知る」と言わざるを得ない状況にある。

身体醜形恐怖の病理

醜形恐怖は普通の見かけを持っているにもかかわらず、自分のある特定の部位を醜いと主観的に考える症状である。そのことは別の言い方をするならば、この障害というものは

「自分は魅力がない」または「人に嫌われる」という強い信念や恐怖を背景に社会的活動や日常生活が大いに障害を受けることである。またこの恐怖というものは、他人が慰めても容易に慰められるものでもない。また、考え方が修正させられることはほとんどない。

このような醜形恐怖の多くの人は美容形成を望み、私の臨床的な調査では、約80％前後の人たちは美容形成を強く望んでいた。これからやろうと思っている人も多いが、実際に美容外科手術を受けた人は10％前後と推定している。しかしながら彼らは正直に答えることがないので、実際の手術をした数字は明らかではない。

身体醜形恐怖というのは、ヨーロッパ、日本またはロシアの精神医学の文献には見られていた。精神医学の父と言われているドイツの精神科医エミール・クレペリンは、身体醜形恐怖を一種の強迫神経症とみなしていた。また、ピエール・ジャネーは、体の恥ずかしさにとりつかれている、つまり、体の恥ずかしさに対する強迫観念（Obsession）と呼んでいる。フロイトも「オオカミ男」というケースの中で、その男性は鼻の大きさを異常に気にしていたと報告していたが、今でいう身体醜形恐怖の一つと考える。

身体醜形恐怖はそれ以前にもあったが、その診断名はさまざまに変遷していった。1980年、アメリカの精神医学会が作ったDSM—Ⅲ（「精神疾患の分類と診断の手引」第Ⅲ版）では醜形恐怖（Dysmorphophobia）と呼ばれていたが、既に述べたようにDSM—Ⅳでは身体醜形恐怖という呼称に変わった。すなわち顔のみならず、身体の醜形を訴える人が増えたからであろう。

身体醜形恐怖の多くは妄想の形をとると言うよりも、強迫的なものと捉えている。現在でも、身体醜形恐怖は強迫性障害スペクトラム、つまりＯＣＤスペクトラムと呼ばれているものであり、美醜への強迫観念とみなしていると言えよう。強迫行動では、たとえば患者が鏡を異様に長く見ることが多い。（身体醜形恐怖の人の家には沢山の鏡が置いてあることが多い）。一つ一つ強迫的に鏡を見るという行動を繰り返すのである。もちろん、こうした醜形恐怖の中には妄想の形をとっている人もいる。つまり病識の欠如の人である。これは妄想障害（パラノイア）と言われ、治療はきわめて困難である。

身体醜形恐怖の疫学

身体醜形恐怖は疫学的にいつ発生し、どの年齢で醜形恐怖に至るかということは十分に知られてはいない。ただ、思春期になって急激に多く見られることは確かである。しかしながら、アメリカで１８０例を調べた報告では、男性と女性ではほぼ同じ割合で発生し、最初に診断された平均発症年齢は、15～20歳であった。私のデータでは、20歳後半が大半であった。多くの人たちは結婚せず、職を持たないと報告されている。経済階級としては中流から生じることが多く、アメリカのデータでは醜形恐怖の２％の人だけが形成外科の手術を受けたと報告されている。

身体醜形恐怖はうつ病（大うつ病）が60％も合併している。また、強迫性障害（強迫神経症）、社会恐怖などもこの障害とよく合併する。身体醜形恐怖の原因はよくわかっていない。うつ病と合併することが多かったり、家族の中にうつ病や強迫性障害が多いことは知られており、何らかの遺伝的負因をもっていることは確かである。またセロトニンの再吸収阻害剤、つまりセロトニンを増加させる薬であるＳＳＲＩに反応することから考えて、この病理にはセロトニンの低下が関与しているものと考えられている。

身体醜形恐怖のメカニズム

身体醜形恐怖は文化的背景によってもその表れ方が異なっているが、それは当然その文化の中で美しいとされる基準が違うことから起こることである。精神分析医たちは性的、情緒的な葛藤を自分の体の美醜というところに置き換えて、自分の問題から自分を守ろうとしている防衛機制であると考えている。

私が診ている、我が国の身体醜形恐怖の人たちは、対人関係がスムーズにできないということが一番大きなコンプレックスとなっている。それが身体の美醜に置き換えられてしまうと考え、治療をしていることが多い。

一方、全く理由がわからないという人も少なからず見られるものである。原因が不明な場合には、強迫性障害患者における病因がわからないことと似ている。ある日突然、何らかのきっかけで身体醜形恐怖に至るという場合が多く、その意味でも強迫性障害と極めて類似していると考えている。実際、私の調査では、身体醜形恐怖の2分の1はSSRIに反応し、改善している。身体醜形恐怖は、通常の場所で患者を見出すことはない。うつ病患者の治療中とか、あるいは形成外科や皮膚科で患者の中に見出されることが多い。

彼らはこのような醜形恐怖の悩みについて、訴えることは極めて少ない。外来に身体醜形恐怖を主訴として来るには、既に発症して数年も経っていることが多い。患者がもし、醜形恐怖を自覚してから1年前後であれば、治癒率がもっと上がるものと考えるが、10年も経っていると治療は極めて困難である。薬物療法はなかなか効かず、また精神療法も多くは全く受け入れない。したがって最終的には形成外科や皮膚科を受診することになるのである。患者は身体醜形恐怖によって友人から離れ、対人関係にも問題が多くなり、また恥ずかしさや自尊心の低下を来すのが一般的経過である。

我が国の中学時代から、または高校時代からのひきこもりには、身体醜形恐怖にもとづくことが多い。

例えば「自分の髪の毛が縮れている」ということで5年間も家にひきこもっている25歳の男性がいた。初めは母親が治療薬を受け取りにきて、やがてＳＳＲＩを内服することによって劇的に効果を奏し、自分一人で外来に来れるようになった。1年ほどで縮れ毛のことは全く気にしなくなった。やがてコンビニエンスストアでアルバイトをし始め、その後も順調な経過をたどっている。

先ほど身体醜形恐怖は強迫性障害の仲間であると述べたが、実際、大脳生理学的にも尾状核を中心にその障害部が指摘されており、ＰＥＴによってその活動過多が証明されている。尾状核が障害を受けるということは、外からの入力を止めることができず、そのまま通過してしまうのである。つまり、全ての刺激が大脳基底核のループの中に入ってしまい、強迫観念、強迫行動となってしまうものと考えられている。

身体醜形恐怖の対象となる部位

身体醜形恐怖の人たちが特に美醜を訴える部位は、アメリカのデータによると表のようである。（表1参照）

（表１）身体醜形恐怖を訴える部位

・皮膚	65%	・頬	8％
・髪の毛（特に縮れ毛）	50%	・歯	7％
・鼻	38%	・耳	7％
・眼	20%	・頭の大きさ	6％
・脚ないし膝	18%	・指や脚の指	5％
・顎	13%	・手、腕	5％
・胸や乳頭	12%	・額	4％
・胃ないし腹部	11%	・臀部	4％
・唇	11%	・背の高さ	4％
・体のつくり全体	11%	・顔全体の醜さ	3％
（あるいは骨の形）	11%	・肩	2％
・顔の大きさや形	11%	・頸部	2％
・ペニス	9％	・体重	9％

私を受診する患者では、やはり「顔が醜い」「顔全体が醜い」という主訴が圧倒的に多い。そして眼、鼻、眼の下、鼻の下、それから頬、顎、胸と続く。さらに珍しいのでは、「ホモ顔ではないのか」「顔が大きすぎる」、また男性の場合は、ペニスの大小を気するために会社に行ってもトイレを使えず、大便の方のトイレに入るのであるが、それさえも気にして会社に行けないといった患者がいた。女性の場合にも「性器が醜い」と主張することがある。

また一番驚かされたのは「脚が長過ぎる」という醜形恐怖である。普通、人は脚が長いことを自慢にするが、彼女にとっては脚が長いことで人より背が高いことを苦にし、そのために「自分は醜い」「人に嫌われる」ということを訴えたものである。こうなると説得は全く効かず、やはり強迫観念といわざるを得なかった。この患者は、ある日突然自殺してしまった。

また珍しいものには「自分の頬が赤過ぎる」と訴えた人、また「人の前に出ると顔がこわばり、それが醜い」と訴えた人もおり、醜形恐怖というべきか、対人過敏というべきか難しいが、結局は顔の筋肉がこわばって、そのこわばりが醜いと主張するので身体醜形恐怖に入れるべきと考える。

身体醜形恐怖の治療

身体醜形恐怖は、既に述べたように強迫性障害（強迫神経症）の仲間と考えられているのでＳＳＲＩ、現在日本ではフルボキサミン（ルボックス）が認可されている。アメリカではフルボキサミンを使うと臨床的に65％の患者に有効であったとフィリップスによって報告されている。我が国では、私の調査年数は少ないが、10名のうち6名に効果があり、やはりアメリカと同じレベルの効果率を示していた。ちなみに私が治療した強迫性障害患者の場合は53人中27人、つまり50％の効果を示している。約半数の強迫性障害はＳＳＲＩに反応するということで、身体醜形恐怖に呼応していると考えている。

ＳＳＲＩ、特にフルボキサミンは2週間から10週目の間に改善を示すことが多く、投薬は約10週間継続すべきである。しかしながら、うつ病には75人中20人、つまり26％しか効果を示さないものであった。しかも副作用は極めて強く、吐き気、だるさ、眠気、逆に興奮などの副作用がみられる。これらの結果を見ると、ＳＳＲＩはうつ病の薬というよりも強迫性障害（ないし身体醜形恐怖を含む）の薬というべきではないだろうか。アメリカではＳＳＲＩはうつ病者の70％前後に効果が見られることに比べれば全く筆者の結果は異なり、日本人の体質というものを考慮しなくてはならないと考えられる。

私は、アメリカで行われている認知行動療法もよく適用している。認知行動療法は自動的に歪んだ認知を見つけ、それを是正する治療である。身体醜形恐怖にあっては、明らかに自分の身体や顔に対するイメージが歪んでいるものであり、それをとりあげ是正することである。そのためには、患者に「あなたは身体醜形恐怖という精神障害ないし強迫観念にかかっているのです」というラベルを与えることが必要であり、それによって、精神障害として自我違和的（自分に違和感を与える）なものにしていく。つまり、身体醜形恐怖とは強迫観念の一種であり、それは自分に何ら役に立つものでもなく、病的な不必要な考えであり、それを静かに押しのける訓練が必要であると認知させる。これにはかなり時間がかかるが、もし患者が「この身体醜形恐怖は確かにおかしかった」というところまでいけば大きな効果を示したと言えよう。

また、もうひとつは暴露療法というものがよく使われる。彼らが自分の身体が醜いと思っていても、みんなの前にさらすこと、そして少しでもそのことに慣れることを訓練する。そして治療者は、患者が少しでも進歩した場合はそれを励まし、誉めることによって一層勇気を与え、もっと人に暴露されても平気になるようにし、その時間や場所を広げていくように訓練していく。この方法は、アメリカでの報告と同じように、私の4例の治療成績でも極めて有効であった。彼らは人前に出ることが非常に怖いが、ほんの僅かの時間、例えば5分のレベルから家から出る、そして20分、そして30分出られる、ついには駅には行ける、電車に乗れる、というように順序よく暴露の領域を広げていくのである。

ある21歳の女性が私の外来にやって来た。比較的かわいい顔をしている女性であるが、眼の下に黒いくまがあると言って、それが醜いということでほとんど家から出ずに2年ほど過ごしていた。外に出ないので、皮膚は極めて白く、やや病的なほどの皮膚の色であった。私が見るところ、眼の下に黒いくまがあるということをとても見出すことはできなかった。したがって身体醜形恐怖と診断した。

この彼女に「眼の下にくまがある」ということについて、10回ほどのセッションを設けた。「これは身体醜形恐怖というものであり、あなたはその強迫観念から逃れられないのです。あなたは恐らく対人関係があまりうまくないのかもしれません。その対人関係の不器用さを顔のせいにして、その対人関係から逃げているのかもしれません」というような、認知行動療法と力動精神療法の折衷的な方法で治療を行った。彼女は次第に私の考え方を受け入れ「自分は醜形恐怖だとするならば治さなくてはならない」という気持ちになった。そこでまず、行動療法的、または暴露療法的に家から20分ほど出て散歩することを日課にし、そして2週間ほどできればもっと広げるということで、近くのスーパーまで行ってみること、つまり人と会うことは一番怖いので、スーパーなど人のいるようなところは怖いわけである。それの暴露を彼女に要求したが、辛いと言いながらも、いささかも元に戻ることなく少しづつ進歩を続けていった。ついに電車に乗って遠いところまで遊びに行くことができるようになり、私に「こんな病気にかかって苦労したのに、1年もかからないうちに治るとは夢のようです」といって私に感謝した。彼女は眼の下の黒いくまをとるために形成手術を考えていたのであった。

次に26歳男性であるが、高校を出て浪人をしているうちに「自分の顔が醜いのではないか」、つまりもっと具体的に言うと「自分の顔はホモの人の顔ではないか」という観念にとりつかれた。そして「電車に乗っても、みんなが自分の顔を見ると眼を背けるような気がする。嫌われている。それは自分がホモの顔だからだ」と考えていた。もっとも、最初は本人が外来に来たのではなく、母親のみの来院が半年ほど続いていた。

私はまず、ハロペリドール液（セレネース液）を使って、患者が気づかぬように投薬し、気持ちを楽にすることを心がけ、やがて母親と共に来るようになってからはフルボキサミンを与えることになった。1ヶ月半ほどで顕著な改善が見られ、自分1人で外来に来るようになった。それまでトンボのめがねのように大きなサングラスをかけてきたが、そのサングラスをとっても外来に来れるようになった。彼もまた「自分はやっぱり思い違いをしていたんですね。自分は嫌われる、嫌われると怯えていたために、かえって人に敏感になり、自己暗示的に自分は嫌われると信じていたようです」と述べていた。

彼の場合は、認知行動療法と共にフルボキサミンが大きな効果を示した一人だと考えている。ともあれ、彼は私のところに来るまで4年家にひきこもっていたのである。治っても就職は不利であったが、近所のコンビニエンスストアでやっと仕事をみつけ、働いた。そこにおいては、身体醜形恐怖をもっていないので、彼なりの実力で働き、今も仕事を続けている。

身体醜形恐怖は昔からあったものであるが、1980年のアメリカのDSM―Ⅲが明白に診断基準を示してからは徐々に多くなったといえる。しかし実際、診断が出てから多くなったというよりも「衣食足りて自分の美醜にこだわる」傾向が、異様な強迫性を帯びて高まっていることと同調して、身体醜形恐怖が一層増えているように思われる。

アメリカで男女比が1：1であるように、男性も自分の美醜に気を遣うようになり、そのために身体醜形恐怖が多くなっている。我が国でもやや女性が多いようであるが、しかし男女五分五分に近い形で身体醜形恐怖が増えていくであろう。ちょうど拒食症が増えるのと期を同じくして、身体醜形恐怖も増えているように思われる。

今後、この身体醜形恐怖に対して薬物療法、精神療法の進歩が強く望まれる。そして形成外科医の方々の配慮は、よりいっそう敏感にならなくてはならないものと考えられる。

11・精神分裂病について

私は今まで分裂病といえば、ほとんど高校生からしか診ていない。分裂病と聞くならば、いずれも悲劇的な結末が多いので、私たちはきわめて用心深く治療し、その後のフォローもしなければならないものである。

分裂病というのは、いうまでもなく被害妄想や「自分のことを噂している」といった関係妄想、あるいは「自分の後を誰かがつけてくる」といった追跡妄想、「自分は見張られている」という注察妄想、「食べ物に毒が入っている」という被毒妄想などがあるが、最近は「盗聴器がつけられている」「テレパシーで伝えてくる」といったようなものもきわめて多い。また「自分のことを非難している声がする」「自分のことを二人の人が何かと話をしている」といった幻聴も多いものである。

この幻聴と妄想がまずあるということ、そして思考力の減退、つまり思考力が低下し、文脈が失われてしまう話し方となり、理解が難しくなることをいう。軽ければ連合弛緩といい、重症になれば滅裂思考ということになる。また感情の平板化、つまり感情がはっきりしなくなり、明白な感情が見えなくなってしまうことである。さらに意欲の低下などがみられるものである。また高校生でいうならば、学力の顕著な低下がみられ、さらには不登校に至ることが多い。

分裂病は全人口の1％みられるといわれているが、最近は都市部で分裂病の発症が農村部より高いという発表が多い。

ある高校2年の女の子は、突然クラスの中で大声をあげて叫び、そして泣き崩れてしまったものであった。先生が急いで彼女のところへ行っても、言っている意味がわからなかった。そのようなことから、精神科の病院に連れて行かれ、3ヶ月入院したのであった。3ヶ月後、私のところへ来ることになった。3ヶ月後といえば、かなり良くなっていたが、言っている意味の文脈がとれず、やはりわかりにくいものであった。

このように妄想もありながら、それよりも思考力の低下、意欲の低下、行動の混乱が顕著である場合、どちらかというと解体型の分裂病といって、予後は悪いものである。

ちなみに分裂病の下位分類は、妄想型、緊張型、解体型、未分化型、残遺型（つまりこれは分裂病にかかった後、陰性症状と呼ばれる自閉的な傾向、意欲の低下、感情の平板化、思考の貧困化といったものが含まれる）、さらにもう一つ、単純型というものがある。これは幻覚妄想はほとんどみられず、ただ人格の解体がひどいもので、思考力の低下、意欲の低下、自閉性といったものが顕著な場合、単純型分裂病と呼ぶのである。

この女性は非常に感情が激しいので、緊張型の興奮型といってもよいものであるが、その興奮が治まれば、大体被害妄想、関係妄想、幻聴といったものが主であり、妄想型の分裂病であった。

彼女は全く学校へ行ける状態ではなく、入院を続けていたものである。母親との激しい葛藤があり、いつも喧嘩の後、怒ったり泣いたりしており、不安定きわまりないものであった。他の患者、あるいは看護婦さんとのトラブルも多く、病院としてはかなり困った患者さんであった。

しかし少しずつ幻覚妄想が弱まり、そしてとうとうなくなった時、ようやく本格的な心理療法をすることができた。心理療法といっても、発症の原因は大したことはわかっていない。原因があるとしたら、やはり受験校なので学力の競争、およびそこからくる緊張に耐えられなかったのだと思う（本人は否定するが）。しかし家に戻れば、母親との激しい親子関係の喧嘩があり、とても家におけるものではなく、たとえ良くなっても入院を継続し、時々外泊するという状態であった。

やがて彼女は病院から学校に通うことになった。彼女は意外に勇気があり、あれだけ休んで学力が低下していても、平気で学校の授業に出ていた。学校では問題なく過ごしていたが、学力低下は否定すべくもない。したがって、本来ならばかなりのレベルの大学に行けたのであるが、どちらかというと中より下の大学に入るしかなかった。そのため彼女はそれを悔やみ、泣いていたものである。本当にこのような病気にならなければ、彼女は相当の力を発揮しただろうと思うだけに、私もきわめて残念な気持ちであった。しかし、ともあれ大学に入ったということはいいではないか、ということで大学に行くことになった。

大学4年生になり、就職の時にまた一荒れがあった。しかし前のように幻覚妄想が延々と続くというのではなく、一過性に2週間ほど続いただけであった。その大学ではあまりいい就職先がなく、そのために彼女は「親に申し訳ない」と苦しんでいたのであった。またもちろん、それは自分の自尊心が傷つけられているということでもあった。しかし、やがて静かにその会社に行き始めた。

「先生、どんなところでもいいですよね。お金をもらえればいいんですから」「そうだよ、お金をもらえるということは大変なことなんだよ。それをここの会社がいい、あそこの会社がいい、なんて言っていることは、今の時代と今の状態では見当違いだと思うよ。我慢強く、地味でもいいからちゃんと働くこと、そしてお金をもらうこと、それに徹したらどうだい」と言うと「わかった」と素直に答えていた。かくて彼女はその後、全く問題なく会社に勤めている。

このように会社に行けるレベルに至るのはそんなに多いものではない。分裂病を5年～10年の間経過観察している限り、10％～20％の患者は回復はきわめて良い。つまり社会に出られるレベルに達する可能性がある。しかし50％以上の人は予後が悪く、再発が多く、自殺未遂なども多いものである。

完全な回復率は10％～60％まで広がっていて、その信頼性はいささか問題がある。妥当な回復率は20％～30％というべきであろう。また、同じ20％～30％の人たちは、中等度の症状を持ち続ける。40％～60％の患者は人格や思考力、感情に大きな障害を受け、それが一生涯続くものである。20％～30％の分裂病者が回復するというのは、私の経験からみても妥当なところである。私は10％は完全に回復すると思っている。つまり完全に回復するというのは、結婚し、子どもを持ち、会社に勤めるということであって、10年～15年の経過をみて判断している限り、10％はそのレベルに達するのである。

一方で、段々経過が悪くなっていく患者も当然みられるものであり、これが圧倒的な多数である。およそ半分以上の人たちがこのような状態になる。それは大体、解体型と呼ばれているものであり、言っていることが支離滅裂、不自然な態度、奇妙な考え方、対人関係においても距離の取り方が妥当ではない、といったような解体型の予後は悪いものである。数年経てば、完全に荒廃状態になるといっても過言ではない人もみられる。また単純型というのは、幻覚妄想がほとんどないのであるが、これもみられるものである。

ある高校1年生の男子が病院に入院してきた。別に幻覚妄想というものはないが、何もしゃべらず、表情もなく、ただ寝ているだけであった。たまにしゃべることがあっても、看護婦さんのところへ行き、「看護婦さん、僕とセックスしませんか」と真面目に言って大笑いになってしまうことがあったり、そのような奇妙さが群を抜いていたものである。しかし寝ていることが多く、だんだん荒廃がひどくなっていったものである。

このような単純型も予後がよくないので、早めに治療を開始して欲しいと思われる。しかし、私の精神科医の経験の中でも、昔に比べると分裂病の予後はきわめてよくなったということに改めて驚かざるを得ない。

分裂病は、男性、女性ともほぼ同じほどみられるものである。また発症のピークは、男性は15歳～25歳、女性は25歳～35歳ということになっている。しかしこれはあくまでも平均的なものであり、中学校から発症すること、時には小学校から発症することもあることは気をつけておいた方がよいであろう。一般に女性の方が男性よりも予後は良いものである。

また、分裂病者の自殺も無視できるものではない。うつ病ほどではないと言われているが、約50％の人たちは自殺未遂を図るものであり、10～15％の分裂病者は実際に自殺によって亡くなっているのである。これではうつ病よりひどい。

分裂病の原因というのは、いまだ十分に解明されているものではない。しかし、たくさんの研究がその原因と思われるものを指摘している。生理学的にいうならば、辺縁系や前頭葉、あるいは基底核といった脳の障害を主張する人がいる。一卵性双生児でも発病の一致率は50％なので、その残りの50％は環境的なもの、あるいは胎児でのさまざまな障害によって発症するものと考えられる。

分裂病には、ドーパミン仮説が今のところまだ有力なものである。抗精神病薬はドーパミンを抑える。そのことによって幻覚妄想を抑えることができると考えており、ドーパミン仮説は今でも有力なものである。しかし、陽性分裂病という、幻覚妄想が主体の分裂病には、なるほどドーパミン仮説でよく説明でき、かつ抗精神病薬によく反応しているが、陰性分裂病という、思考力の貧困化、感情の平板化、あるいは自閉性、意欲の欠如、知能の低下、といった陰性分裂病にはドーパミンが多いとは必ずしも言えないものであり、むしろドーパミンが少ないという考えすらあるものである。となると、抗精神病薬を使用することは、逆にドーパミンの少ない陰性分裂病者に、さらにドーパミンを低下させる危険性があるという問題がある。特に陰性分裂病では、脳の萎縮が報告されている。一般に抗精神病薬を投与するとボーッとするので、分裂病でそうなったのか、薬でそうなったのか、わからなくなることがみられるので、注意深さが必要である。

分裂病の家族病理の研究も盛んに行われており、家族の歪みや、家族の示す感情が過保護であるか、あるいは批判が多いか、過干渉が多いかということで、再発を予測しているが、このことは分裂病は遺伝と環境の相互作用で起こることを示しているのである。

分裂病になる前の症状というものは、まず病前の人格障害がみられるということ、たとえば分裂病質人格障害や分裂病型人格障害といったような人たちはきわめて対人関係が乏しく、おとなしく、受け身的であり、内向的である。また思春期には親しい友達がほとんどおらず、グループでの遊びやスポーツを避けるものである。多くの分裂病になりやすい人は、一人で映画を観たり、あるいはテレビを見たり、音楽を聴いたりして時間を費やしていることが多い。そして時に強迫性人格障害を示すものである。

病前の神経学的な症状として、非常に不器用であることがあげられる。たとえば運動能力、あるいは筋肉の調節がうまくいっていないということ、奇妙な運動障害があることなどが見出されており、このような運動能力の低下、平衡感覚、あるいは協調運動といったものが悪く、そのためにスポーツが苦手である子が多いということも注目すべきである。

このような精神分裂病の人たちの治療というのは、まずは薬物療法ということになる。入院して薬物療法を受けることが、従来はきわめて多かったものであるが、昨今は外来でも薬物療法で軽快していくことが多いことに注目すべきである。

薬物療法を使えば、使わない場合よりも2倍〜4倍も回復がよいのである。したがって「薬は毒だ」と、昨今日本でもさかんに家族や一般の人に言われているが、こと分裂病に限って、薬を使わないということは、大変なマイナスの障害を残すことになることを知っておくべきである。

また心理療法も、昨今は認知療法が妄想型の分裂病に使われている。かっては分裂病の妄想には余り触れてはいけないと言われたものである。しかし私などは、妄想が病的なものであることをケースによっては説明し、それを取り除く訓練をしている。これは妄想を取る認知療法ともいってよいものである。また行動療法もきわめて盛んであり、ＳＳＴといって、特定の場面を設定した、対人関係の持ち方を学ぶことも行われる。さらに家族療法、集団療法なども行われているものである。

ある分裂病の高校2年生の男子は、陰性症状が主体で予後が悪いものと思っていた。しかし毎日学校に行き、保健室にいるという、その根気のよさに私はびっくりさせられたものである。このような我慢強さを持っている分裂病者は、概して静かに回復していくものである。表情が豊かになり、しゃべり方も普通になり、また集中力が増していくものなのである。

ただ、回復していくプロセスの中で、分裂病的ではないが、きわめて過敏になり、神経症的な人もいる。ちょっとした批判に怒ったり、あるいはまた、ボーイフレンドが見つからない、ガールフレンドが見つからないということで悩んだり、卒業しても大学入試は自信がないと言ったり、きわめてよくみられる普通の悩みなのであるが、この微妙な悩みが時に大変な問題を起こすこともある。つまり再発に至ることもあるのである。したがって細かい悩みも十分に聞いてあげる必要がある。

ある女の子は完璧に治り、10年が経っていた。やがて就職し、ボーイフレンドもいたのであるが、親に結婚を反対されたために、あっという間に自殺してしまった。このあっという間に、というのが、いかにも分裂病的な素質を表してるものでもある。

また幻覚妄想がなくても、過大な野心を持っていることが多く、司法試験を受ける、あるいは医者になると言い、何年も勉強をし続けている分裂病の残遺型の人たちもよくみられる。自分の妥当な実力、力、背伸びをしない生き方が、彼らには強く要求されるものである。

おわりに

本書は、学校に関する生徒の問題を中心に考えてみた本である。それは当然、生徒だけの問題でなく、それに絡む学校、教師、および教育委員会、あるいは文部科学省の問題として論じてもいる。また現代社会の病理が学校に反映しているという観点で学校を論じたり、生徒を論じたりした部分もあると思う。

日本の学校の30％は学校崩壊だという新聞の報道はきわめて大きな驚きである。そんなことは、20年前にはおよそ考えられるものではなかった。この事態に対し、教師やＰＴＡ、教育委員会、文部科学省、そして私たち精神科医が全力をもって取り組まなければいけないものと考えている。

子どもは私たちを支える未来の種子であり、それが力強く芽を吹き、やがて大きな木になってもらわなくては困るものである。そのために、現在みられる学校の問題、生徒の問題、教師の問題、行政の問題を全て取りあげなければならないと思っている。

さらに、私自身精神科医であるので、心の健康そのものを直截に論じたものである。心の健康は、まず病理を知ることから始めるべきであろう。病理を知っているならば、その前駆段階から、我々はその傾向をキャッチすることができるからである。

ひきこもりに関しては、さまざまな論議が行われている。「あれは病気ではない。単なる社会への抵抗運動だ」と言う人もいれば、「あれは病気である。治療の必要がある」と論ずる人までいる。多くの場合、答えはその真ん中にあるのである。

ひきこもりの中には、確かにあまり病理的でない人もいる。しかし病理的に厳しい人もいる、ということである。病理の厳しい人たちは、どんな人の言うことにも耳を傾けず、ただただ近づけば近づくほど、自分の家にひきこもり、自分の部屋に閉じこもり、そして布団の中に隠れてしまうのである。

この人たちの中には、明らかに人格障害と言われても仕方のない人がいるものである。特に猜疑心の強い妄想性人格障害、人を怯え、町に出ることすらできない回避性人格障害、あるいは依存性人格障害、境界性人格障害、自己愛性人格障害というような人たちもいるものである。時には、分裂病まがいの被害妄想を持った人たちもおり、これを妄想性人格障害とすべきか、精神分裂病とすべきか、難しい例もみられる。

私はひきこもりの人の多くには、このような人格障害が隠れているように思う。そのような人格障害に対する対応は、実に遅れているものである。今や日本の精神医学全体にとっても、人格障害を理解せずには、その治療がうまくいくわけがないのである。それは、多くの精神障害の根底に人格障害があるからである。また人格障害を持っている人ごそ、治療が長引いたり、治療が困難になってしまうものなのである。

その意味で、ぜひ人格障害というものを多くの人に知っていてもらいたいと思う。特に本書では、学校関係の人に知ってもらいたいと強く願ってやまない。

（本書は一部（第一部　学校保健の広場）、大修館書店「学校保健のひろば」の連載を採用させていただきました。）

【著者略歴】

町沢静夫　（まちさわ　しずお）

1945年　新潟県糸魚川市に生まれる

1968年　東京大学文学部心理学科卒業

1976年　横浜市立大学医学部卒業
東京大学付属病院分院神経科勤務

1986年　国立精神・神経センター精神保健研究所室長

1994年　町沢メンタル・ヘルス研究所開設

1998年　立教大学コミュニティ福祉学部教授

現　在　精神科医・医学博士、立教大学教授、メンタル・ヘルス研究所所長、ストレスケア日比谷クリニック（非常勤)、式場病院（非常勤)、雑誌「精神療法」（編集委員）

専　攻

思春期・青年期精神医学／社会病理学・異常心理学／心理療法・犯罪学

主な著書

『ボーダーラインの心の病理』（創元社)、『成熟できない若者たち』(講談社)、『閉じこもるフクロウ』（朝日新聞社）、『ボーダーライン』（丸善ライブラリー)、『あなたの心にひそむ《見捨てられる恐怖》』（ＰＨＰ研究所）、『こころの健康事典』、『心の壊れた子どもたち』（朝日出版社)、『臨床心理学』(医学書院)、『ぼくの心をなおしてください』(幻冬舎)『ＡＤＨＤ』（駿河台出版社）

学校、生徒、教師のための　心の健康ひろば

●———2002年８月１日　初版第１刷発行

著　者——町沢静夫
発行者——井田洋二
発行所——株式会社　**駿河台出版社**
〒101-0062　東京都千代田区神田駿河台３－７
電話03(3291)1676番(代)／FAX03(3291)1675番
振替00190-３-56669

製版所——株式会社フォレスト
ISBN411-00349-X C0011 ¥1200E

実存カウンセリング

●永田勝太郎 著

本体1600円

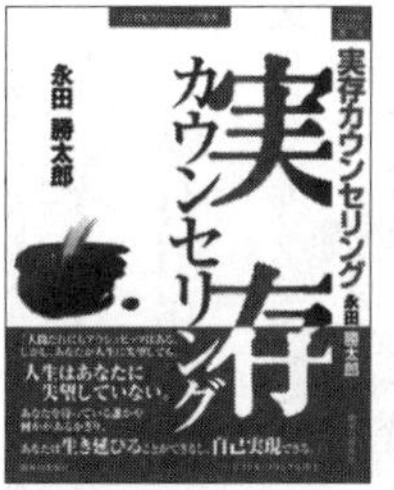

フランクルにより提唱された実存カウンセリングは人間の精神における人間固有の人間性、責任を伴う自由を行使させ、運命や宿命に抵抗する自由を自覚させ、そこから患者独自の意味を見出させようとするものである。

ADHD（注意欠陥／多動性障害）

●町沢静夫 著

本体1600円

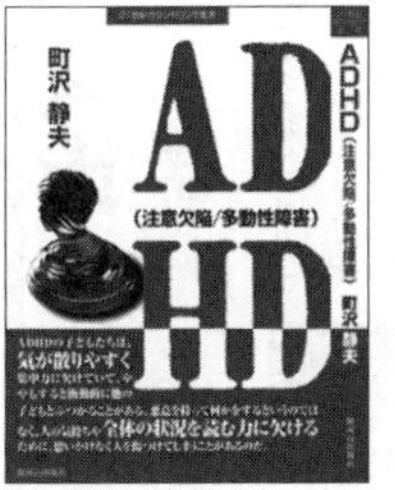

最近の未成年者の犯罪で注目されているADHDについて、90年代以後の内外の研究成果をもとにADHDとは何かにせまる。そして、この病気にいかに対処するか指針を示してくれる。

芸術カウンセリング

●近喰ふじ子 著

本体1600円

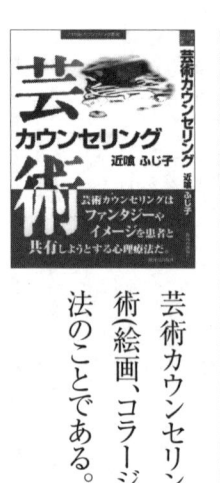

芸術カウンセリングとは言語を中心とした心理療法を基本に芸術(絵画、コラージュ、詩、歌)を介したアプローチをしてゆく心理療法のことである。

産業カウンセリング

●石田邦雄 著

本体1600円

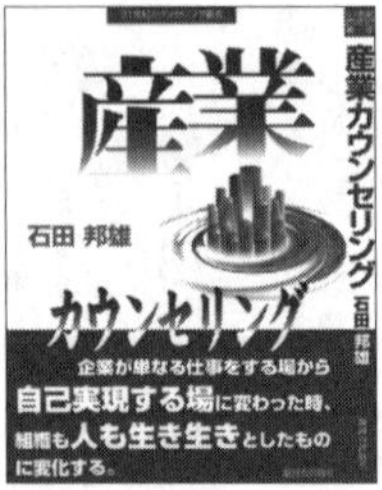

産業カウンセリングは運動指導・心理相談・栄養指導・保健指導などの専門スタッフが協力して働く人の心身両面からの健康保持増進を図ろうとするものである。